Mehri Jamalzadeh

Conjunções coesivas em artigos médicos

Mehri Jamalzadeh

Conjunções coesivas em artigos médicos

ScienciaScripts

Imprint

Any brand names and product names mentioned in this book are subject to trademark, brand or patent protection and are trademarks or registered trademarks of their respective holders. The use of brand names, product names, common names, trade names, product descriptions etc. even without a particular marking in this work is in no way to be construed to mean that such names may be regarded as unrestricted in respect of trademark and brand protection legislation and could thus be used by anyone.

Cover image: www.ingimage.com

This book is a translation from the original published under ISBN 978-620-2-00639-2.

Publisher:
Sciencia Scripts
is a trademark of
Dodo Books Indian Ocean Ltd. and OmniScriptum S.R.L publishing group

120 High Road, East Finchley, London, N2 9ED, United Kingdom
Str. Armeneasca 28/1, office 1, Chisinau MD-2012, Republic of Moldova, Europe
Printed at: see last page
ISBN: 978-620-7-62946-6

ÍNDICE DE CONTEÚDOS

Capítulo 1   **3**

Capítulo 2   **8**

Capítulo 3   **37**

Capítulo 4   **43**

Capítulo 5   **50**

Resumo

As conjunções são sinais linguísticos cujo principal objetivo é restringir a interpretação das relações semânticas que desempenham um papel central na intertextualidade do discurso criado pelos produtores de texto/aprendentes de línguas. Como tal, este estudo procurou investigar o uso de conjunções em artigos médicos escritos por autores iranianos e não iranianos de diferentes nacionalidades. Para o efeito, foram recolhidos dois corpora de artigos de investigação médica utilizando um método de amostragem intencional. Cada corpus era constituído por 400 artigos. A análise dos dados com base na contagem de frequências e na análise do qui-quadrado revelou que não havia diferenças estatisticamente significativas entre os tipos e os seus tokens nos dois corpora. Em alternativa, os resultados demonstraram que, em ambos os corpora, os aditivos foram usados com maior frequência, enquanto os temporais tiveram um nível mínimo de aplicação. Além disso, nos corpora relacionados com autores não iranianos, os adversativos ocupavam o segundo lugar, enquanto os casuais ocupavam o terceiro lugar. Em contrapartida, nos corpora iranianos, os casuais ficaram em segundo lugar e os adversativos ocuparam a terceira posição de frequência. O presente estudo pode ter implicações práticas tanto para estudantes de medicina e escritores como para estudantes de EFL/ESL.

Palavras-chave: Coesão, Dispositivos Coesivos, Artigo de Investigação Médica, Conjunções Coesivas

Capítulo 1

INTRODUÇÃO

1.1. Introdução

Texto refere-se a "qualquer passagem, falada ou escrita, de qualquer extensão, que forma um todo unificado" e é "melhor considerado como uma unidade semântica". Um texto tem "características linguísticas que podem ser identificadas como contribuindo para a sua unidade total e dando-lhe textura" (Halliday & Hasan, 1976, pp. 1-2). O que dá textura é a relação coesiva que está latente entre os itens coesivos. A coesão é o fator de distinção entre textos e não-textos e permite aos leitores ou ouvintes estabelecerem a relevância entre o que foi dito anteriormente, o que está a ser dito e o que será dito, através de dispositivos coesivos lexicais e gramaticais adequados e necessários. Quando a interpretação semântica de alguns elementos linguísticos do discurso depende de outros, ocorre a coesão. É o "alicerce sobre o qual se constrói o edifício da coerência" (Halliday & Hasan, 1985, 94) e é "uma caraterística essencial de um texto se este for considerado coerente" (Parsons, 1991,415; Castro, 2004, 215). Do mesmo modo, Cox, Beverly E., Timothy Shanahan e Elizabeth Sulzby (1990), em Palmer (1999), afirmam que "a coesão é importante tanto para o leitor, na construção do significado de um texto, como para o escritor, na criação de um texto que possa ser facilmente compreendido" (p. 49). Além disso, a coesão refere-se às características linguísticas que transformam uma sequência de frases num texto. Está presente num texto através da utilização de dispositivos que ligam as frases. De acordo com Connor (1984), é definida como o uso de dispositivos coesivos explícitos que indicam relações entre frases e diferentes partes de um texto. A coesão diz respeito às formas de ligação entre os componentes de um texto. Em suma, é uma relação entre itens lexicais e estruturas que estão inter-relacionadas para construir um texto unificado. A coesão é também um dos sete padrões de textualidade, de acordo com de Beugrande e Dressler (1983) em Trebits (2009) (os sete padrões de textualidade são os seguintes: coesão, coerência, intencionalidade, aceitabilidade, informatividade, situacionalidade e intertextualidade). A coesão é alcançada por meio de formas gramaticais e lexicais. A coesão gramatical inclui a referência, a substituição, a elipse e a conjunção, enquanto a coesão lexical inclui a reiteração e a colocação. Estes dois tipos de coesão ajudam a construir a textura ou a caraterística de ser um texto.

A coerência, por outro lado, segundo McCagg (1990), refere-se à relação lógica das ideias. Além disso, refere-se a uma propriedade semântica da textualidade. Refere-se ao aspeto da compreensão que estabelece na mente do leitor a seguinte relação entre as proposições de um texto e entre o texto e o conhecimento de mundo que o leitor possui. De acordo com Halliday e Hasan (1976), embora a coerência possa depender de factores externos, como os antecedentes do leitor e o "contexto da situação", pode também depender da coesão textual. De qualquer modo, explicam também que um texto pode atingir a coerência mesmo sem coesão inter-frases, desde que estejam disponíveis pistas semânticas para que os leitores possam chegar ao significado pretendido a partir dos seus conhecimentos prévios. Assim, pode dizer-se que a coerência pode também depender dos conhecimentos prévios do leitor ou "do que ele sabe" sobre o tema e, por vezes, dos seus antecedentes culturais, mesmo que não existam dispositivos coesivos explícitos que liguem as frases entre si. Mas também pode ocorrer um problema de compreensão; o conhecimento prévio sobre a relação entre as frases de um texto é limitado. Nestes casos, os leitores dependem muito de um texto coerente com pistas explícitas adequadas para compensar a falta de conhecimentos prévios.

Um texto é coerente quando o leitor compreende a função das frases que se sucedem no desenvolvimento do seu sentido global ou global. Widdowson in (Wikborg, 1978). No entanto, para compreender o significado dos dispositivos de coesão como estruturas gramaticais e lexicais, é demasiado importante considerar o seu contributo para o processo de produção de sentido do texto. Embora o texto seja maioritariamente considerado como um produto da combinação de frases, ele é uma materialização do significado representado pelas frases. O significado ou "o que se quer dizer" é selecionado a partir de um conjunto de alternativas que constituem o significado. Por conseguinte, o significado pode ser representado através de várias formas de estruturas gramaticais, mas a seleção ocorre com base na melhor opção que pode construir o significado de forma mais eficiente. Isto deve-se ao facto de o texto não ser visto apenas como uma forma linguística, mas também como um meio de interação social.

Quando os alunos escrevem artigos como requisito do curso, precisam de estabelecer relações claras entre uma frase e os factores mais importantes para criar um bom texto. Precisam de ligar as afirmações de uma forma adequada e compreensível. Os bons artigos têm ligações explícitas entre as suas diferentes partes, de modo a que o que está a ser dito, o que já foi dito e o que vai ser dito se liguem da forma mais fluente, clara e apropriada. E para que os leitores acompanhem o sentido pretendido pelo escritor, este precisa de ligar as suas frases umas às outras através da utilização de marcadores de coesão. As conjunções coesivas são geralmente colocadas no início ou perto do início das frases para que possam orientar os leitores para onde o texto está a ir, seja na direção em que se estava a mover, seja numa nova direção (Bowen & Cali, 2013). As conjunções coesivas dão a dica aos leitores se o texto está a certificar uma frase ou parágrafo anterior, a fazer mais comentários, a fornecer um exemplo ou a fazer uma generalização a partir dele.

Este estudo adopta a taxonomia de relações coesivas fornecida por Halliday e Hassan para estabelecer relações dentro de um texto. De acordo com Halliday e Hasan (1976), os dispositivos coesivos na taxonomia de categorias e subcategorias do ELT são os seguintes
1) Dispositivos gramaticais de coesão, incluindo:
 1. Referência: pronominal, demonstrativos, comparativos
 2. Substituição: substituição nominal, substituição verbal, substituição clausal
 3. Elipses: elipses nominais, elipses verbais, elipses clausais
 4. Conjunção: aditiva, adversativa, causal, temporal, condicional e
2) dispositivos de coesão lexical, incluindo: Reiteração e colocação
O Oxford Advanced Learner's Dictionary define cohesive como a formação de um todo unido. O sistema de coesão foi introduzido principalmente por Halliday & Hasan (1976). Nos seus argumentos, afirmaram que a coesão tem um conceito semântico, que se refere às relações de significado existentes no texto e que o definem como um texto.

Após a publicação do trabalho de Halliday e Hasan (1976) sobre o conceito de coesão, muitos académicos tentaram explicar diferentes aspectos desta qualidade no discurso, entre os quais a visão de Dooley e Levinsohn (2001), que se baseia principalmente no quadro de Halliday e Hasan (1976) e Brown e Yule (1983). Dooley e Levinsohn (2001) dividiram os dispositivos de coesão em seis categorias, nomeadamente, expressões descritivas, identidade, relações lexicais, padrões morfo-sintácticos, sinais de relações entre proposições (conjunções) e padrões de entoação. De acordo com Dooley e Levinsohn (2001), o dispositivo de conjunção, por sua vez, é composto por quatro elementos, incluindo associativos, aditivos, adversativos e marcadores de desenvolvimento. Com base em Morris e Hirst (1991), a coesão é a caraterística textual que faz com que as frases do texto se encaixem umas nas outras. Académicos de renome como Halliday e Hassan (1976) e van Dijk (1992) estão preocupados com os princípios de conetividade que ligam um texto e forçam a co-interpretação.

A análise linguística tenta analisar sequências de frases para compreender como os significados mostram dependência mútua num texto. É geralmente aceite que um texto, escrito ou falado, só tem sentido quando as suas várias partes são reunidas para formar um todo unificado. Osisanwo (2005:31) salienta que se diz que um texto é coeso quando os meios linguísticos através dos quais um texto funciona são mantidos juntos como uma única unidade.

Uma língua pode ser considerada como um sistema de significados onde, através do uso de formas gramaticais e lexicais, mostramos que o significado é realizado. A exploração do texto e, especialmente, o uso de laços coesivos mostra como os significados são compreendidos. A análise dos dispositivos coesivos nos textos académicos de EFL desempenha um papel muito significativo e extenso. A razão é o facto de este aspeto da textura na escrita de ensaios mostrar a forma como os alunos organizam os seus textos, expressando relações de significado entre frases. A presença de dispositivos de coesão constitui a "textualidade" (Halliday & Hasan, 1976). A "textualidade" de diferentes textos pode variar consoante a utilização de dispositivos coesivos.

As conjunções, como um grupo de dispositivos gramaticais de coesão, consistem em aditivos, adversativos, causais, condicionais e temporais. Estas formas conectivas exprimem as relações implícitas entre orações. A aditiva é uma relação semântica na textualidade que se baseia na noção de "e", enquanto a adversativa é uma relação baseada na noção de "contrário às expectativas". Causal é uma relação que contém relações causais gerais e específicas, incluindo as de resultado, objetivo e razão. Temporal indica uma relação de sequência no tempo. Segundo eles, os aditivos podem ser de quatro tipos - simples (por exemplo, e), enfáticos complexos (por exemplo, além disso, além disso, além disso, adicionalmente), appositivos (por exemplo, isto é, por exemplo, assim, por exemplo) e comparativos (por exemplo, da mesma forma, inversamente, similarmente). A adversativa pode ser dividida em adversativa propriamente dita (por exemplo, porém, contudo, embora, ainda que, mas), contrastiva (por exemplo, de facto, por outro lado), desdenhosa (por exemplo, em todo o caso) e correctiva (por exemplo, pelo contrário). Causal relation can be generally stated by therefore, consequently, so, hence, that of reason (on this account, for this reason), that of result (as a result, in consequence) and that of purpose (with this in mind, for this purpose), conditional (under the circumstances) and respective (with regard to this, in this respect). Os diferentes tipos de temporais são simples (antes disso, depois, mais cedo, anteriormente, então), conclusivos (finalmente, finalmente, no final), sequenciais (primeiro... ..então, primeiro....seguinte, segundo, primeiro....segundo) e sumários (em suma, para resumir, brevemente) (Gholami, et al. 2012 , p 294).

De acordo com Connor (1984), a utilização da coesão lexical de forma diferente é a única diferença notável entre os escritos dos alunos de ESL e dos falantes nativos. Os resultados do seu estudo revelaram que os falantes nativos podiam apoiar as suas ideias utilizando diferentes itens lexicais como laços coesivos nos seus trabalhos escritos. Num estudo semelhante, Scarcella (1984) descobriu que os escritores nativos de alto nível de proficiência usavam meios estruturais e pragmáticos alternativos de coesão e coerência com mais sucesso do que os escritores não nativos. Além disso, os textos escritos por falantes nativos com mais ligações lexicais como dispositivos de coesão eram menos ambíguos e mais unificados do que os escritos por falantes não nativos.

A fim de obter mais informações sobre as questões relacionadas com os dispositivos coesivos utilizados por autores nativos e não nativos na escrita de artigos médicos, o presente estudo investiga o uso de conjunções como uma categoria de dispositivos coesivos gramaticais em artigos médicos escritos por autores nativos e não nativos nos anos 2008-2011 em revistas internacionais.

1.2. Declaração do problema

Sabemos que o conhecimento dos marcadores coesivos tem um papel importante tanto na compreensão como na escrita de textos. Prestar atenção a estes itens ajuda a compreender o significado e, consequentemente, aplicá-los na escrita facilita a compreensão do leitor. As conjunções são as pistas mais óbvias para restringir a interpretação de uma relação semântica de modo a ser bem compreendida (Dooley & Levisohn, 2001). Nesta investigação, o investigador vai investigar artigos médicos escritos por autores iranianos e não iranianos para obter uma visão mais profunda das conjunções coesivas que são mais utilizadas em artigos médicos. O investigador também fará uma comparação entre estes dois corpora.

1.3. Questão de investigação

No presente estudo, o autor procurou responder a estas duas questões.

1) Que conjunções coesivas nos corpora introduzidos (artigos médicos escritos por autores iranianos e artigos médicos escritos por autores não iranianos) têm uma frequência mais elevada?

2) Existe alguma diferença significativa na utilização de conjunções coesivas nos dois conjuntos de artigos (artigos médicos escritos por autores iranianos e artigos médicos escritos por autores não iranianos)?

1.4. Hipóteses de investigação

E, com base nas perguntas anteriores, foram formuladas estas hipóteses:

1) Não há diferença na frequência do uso de dispositivos coesivos em ambos os corpara.

2)   Não existe uma diferença significativa na frequência de utilização de conjunções coesivas em artigos médicos escritos por autores iranianos e em artigos médicos escritos por autores não iranianos)

.

1.5. Importância do estudo

Um dos objectivos mais importantes da escrita num ambiente académico como o da medicina é a criação de textos coerentes e coesos que permitam uma comunicação bem sucedida na comunidade académica. Relativamente a esta questão, a utilização de diferentes dispositivos coesivos sempre foi de grande interesse para investigadores e professores de línguas envolvidos no estudo e no ensino da escrita académica (Connor, 1984; Francis, 1989; Hinkel, 2001; Scarcella, 1984). Além disso, estes dispositivos coesivos são frequentemente o foco de aulas que têm como objetivo melhorar as competências de escrita académica dos aprendentes de inglês como segunda língua ou língua estrangeira (ESL, EFL). Os alunos e professores de ESL e EFL examinam frequentemente diferentes formas de criar coesão na escrita com a ajuda de diferentes recursos léxico-gramaticais, tais como substantivos, conjunções e frases adverbiais, entre outros. O presente estudo investiga o uso de conjunções como uma categoria de dispositivos gramaticais de coesão em artigos médicos escritos por autores nativos e não nativos.

Investigar a forma como estas características funcionam num texto académico para criar coesão pode levar a novos desenvolvimentos para o ensino do inglês para fins específicos.

1.6. Definição de termos-chave

Segue-se a lista de termos e conceitos utilizados neste estudo:

1.6.1. Coesão

Um sistema linguístico que se estende ao longo do texto e une pedaços maiores de discurso, bem como forma unidades de discurso mais pequenas (Halliday, 1976).

1.6.2. Dispositivos Coesivos

Os principais dispositivos de coesão que unem um texto são de duas categorias principais. Dispositivos gramaticais e lexicais (Akindele, Julianah, 2011)

1.6.3. Dispositivos gramaticais de coesão

Os tipos de laços coesivos gramaticais discutidos por Halliday (1978) e Osisanwo (2005) são a referência, a substituição, a elipse e a conjunção.

1.6.4. Conjunções coesivas

Halliday (1976) reconhece quatro tipos de conjunção. São elas: aditiva, adversativa, causal e temporal.

1.6.5. Artigo de investigação médica

Artigos que são normalmente escritos por académicos na área da medicina para serem publicados em diferentes revistas científicas. São apresentações de algumas tentativas por parte dos investigadores para demonstrar as suas novas descobertas.

Capítulo 2

REVISÃO DA LITERATURA

2.1. Visão geral

Neste capítulo, apresento o quadro teórico do presente estudo. Em primeiro lugar, revejo o conceito de coesão tal como foi definido pela primeira vez por M. A. K. Halliday e Ruqaiya Hasan (1976). Em seguida, descrevo a coerência e defino texto e explico a diferença entre coerência e coesão. Seguem-se algumas páginas sobre a escrita académica. Depois disso, serão revistos estudos semelhantes e, no final, farei uma revisão metodológica.

Como referido no capítulo 1, este estudo compara o uso de conjunções em artigos de investigação em medicina escritos por autores iranianos e não iranianos num corpus de 700 artigos médicos. Adopta a taxonomia das relações de coesão fornecida por Halliday e Hassan para estabelecer relações dentro de um texto. Halliday e Hasan (1976) especificaram cinco tipos de coesão: coesão referencial, coesão de substituição, coesão lexical e coesão conjuntiva. Os três primeiros tipos pertencem à categoria da coesão gramatical. A coesão lexical, por outro lado, diz respeito às relações entre qualquer item lexical e alguns itens lexicais anteriores no texto. A coesão conjuntiva situa-se na fronteira entre a coesão gramatical e a coesão lexical. Os elementos de coesão denominados conjuntivos afectam a coesão conjuntiva. Os cinco tipos de coesão serão explicados a seguir.

2.2. Coesão

O Oxford Advanced Learner's Dictionary define cohesive como a formação de um todo unido. Coesão, no sentido linguístico do termo, pode ter esta definição: as pistas que mostram como as frases estão relacionadas com outras frases (Johnstone 118).

O sistema de coesão foi introduzido principalmente por Halliday e Hasan (1976). Nos seus argumentos, afirmaram que a coesão tem um conceito semântico, que se refere às relações de significado existentes no texto e que o definem como um texto.

Após a publicação do trabalho de Halliday e Hasan (1976) sobre o conceito de coesão, muitos académicos tentaram explicar diferentes aspectos desta qualidade no discurso, entre os quais a visão de Dooley e Levinsohn (2001), que se baseia principalmente no quadro de Halliday e Hasan (1976) e Brown e Yule (1983). Dooley e Levinsohn (2001) dividiram os dispositivos de coesão em seis categorias, nomeadamente, expressões descritivas, identidade, relações lexicais, padrões morfo-sintácticos, sinais de relações entre proposições (conjunções) e padrões de entoação. De acordo com Dooley e Levinsohn (2001), o dispositivo de conjunção, por sua vez, é composto por quatro elementos, incluindo associativos, aditivos, adversativos e marcadores de desenvolvimento.

Com base em Morris & Hirst (1991), a coesão é a caraterística textual que faz com que as frases do texto se encaixem umas nas outras. Estudiosos de renome como Halliday e Hassan (1976) e van Dijk (1992) preocupam-se com os princípios de conetividade que ligam um texto e forçam a co-interpretação. A análise linguística tenta analisar sequências de frases para compreender como os significados mostram dependência mútua num texto. É geralmente aceite que um texto, escrito ou falado, só tem sentido quando as várias partes são reunidas para formar um todo unificado. Osisanwo (2005:31) salienta que um texto é considerado coeso quando os meios linguísticos através dos quais um texto funciona são mantidos juntos como uma única unidade.

2.3. Coerência

"O que é o discurso? O que é que faz com que uma série de frases seja um todo coerente em contraste com uma massa caótica?" Johnson-Laird (1983:356) coloca estas questões e, de seguida, dá dois exemplos:

*Foi a festa de Natal em Heighton que constituiu um dos pontos de viragem na vida de Perkins. A duquesa tinha-lhe enviado um telegrama de três páginas no estilo hiperbólico da sua classe, transmitindo uma vaga impressão de que ela e o duque tinham combinado suicidar-se juntos se Perkins não "largasse" qualquer compromisso anterior que tivesse tido. E Perkins sentira, de uma forma descuidada - pois naquele período era incapaz de pensar de forma ordenada - que podia muito bem estar em Heighton como em qualquer outro lugar...

*O latido dos cães e o grito das galinhas ecoavam por baixo de mim, enquanto eu percorria rapidamente os trilhos que conduziam ao buraco - este ia ser um pequeno-almoço agitado. Achei melhor comer uma refeição completa por causa da tarefa que tinha pela frente e das dificuldades que poderia encontrar. Mas só depois de ter cozinhado um bife para mim e aquele pedaço de carne de tubarão que tinha sido ignorado por todos, é que descobri que só podia comer estes bocados, pois, como agora me lembro, já tinha tomado o pequeno-almoço, almoçado e jantado até à saciedade. Em vez de deitar a comida fora, telefonei ao meu marido no trabalho e pedi-lhe que trouxesse alguns colegas para jantar connosco.

Como intérprete habitual de um texto, apercebeu-se de que o primeiro exemplo lida com um conjunto consistente de conceitos, apesar de ser apenas uma parte de um texto e de poder nunca ter experimentado o que ele representa (Johnson-Laird cita esta passagem de Perkins and Mankind de Max Beerbohm). A sua representação mental do primeiro exemplo pode incluir coisas como:

• um lugar chamado Heighton (desconhecido para si?)
• uma festa de Natal (e o que se pode esperar de uma festa dessas)
• um homem (provavelmente adulto) chamado Perkins
• uma duquesa (e as suas expectativas sobre a nobreza) que conhece Perkins e fala de si própria de forma algo extravagante

- um convite da duquesa a Perkins para ir à festa, etc. Ao construir uma representação mental que incluísse esses itens, provavelmente acabou por aceitar o primeiro exemplo como (um fragmento de) um texto coerente. No início, pode ter presumido que também poderia construir uma representação mental para o segundo exemplo. No entanto, à medida que procurou segui-lo, a sua ideia do que se tratava talvez se tenha tornado difícil de reter: que tipo de casa poderia ter por baixo "do latido dos cães e do grito das galinhas"? A refeição a tomar era o pequeno-almoço ou uma refeição mais tardia, etc.? Assim, a dada altura, é provável que tenha deixado de construir uma representação mental para o segundo exemplo com alguma confiança. Nesse momento, o segundo exemplo deixou de ser coerente para si.

Considera-se que um texto é COERENTE se, para um determinado ouvinte, numa determinada audição/leitura, este conseguir encaixar os seus diferentes elementos numa representação mental completa. Johnson-Laird (1983, 370) afirma que "uma condição necessária e suficiente para que um discurso seja coerente, por oposição a uma sequência aleatória de frases, é que seja possível construir um único modelo mental a partir dele". Quando um texto não é coerente, o ouvinte diz: "Não sou capaz de construir uma representação mental global para ele neste momento".

Fala-se frequentemente de coerência como se fosse uma caraterística de um texto; mais exatamente, porém, trata-se daquilo que o ouvinte é capaz de fazer com o texto num determinado momento. Isto permite que um mesmo texto seja coerente para alguns ouvintes, mas não para outros, como acontece frequentemente quando há diferenças de cultura ou de outros antecedentes. Por vezes, no caso de um único ouvinte, permite que um texto não seja coerente num determinado momento, mas seja coerente mais tarde, ou que seja coerente no início e deixe de o ser quando se acrescenta uma nova informação. Apesar de já termos referido este aspeto, continuaremos por vezes a considerar a coerência como uma propriedade de um texto, entendendo que se trata de um conceito derivado, uma previsão de que os esforços típicos para encontrar uma interpretação coerente serão bem sucedidos. Um texto vem com o pressuposto de coerência: isto é, se um falante está a oferecer algo como um texto, o ouvinte tem o direito de presumir que isso produzirá uma interpretação coerente e dirigirá as suas tentativas em conformidade (Brown & Yule 1983:199; Halliday & Hasan 1976:54). Se processou o primeiro exemplo como coerente, e se tentou processar (8) como coerente, então estava a agir com base neste pressuposto, que é essencial para uma comunicação bem sucedida.

A representação mental de um texto não surge geralmente totalmente desenvolvida na mente do ouvinte. Em vez disso, é formada em fases consecutivas por tentativa e erro. Nas fases iniciais do texto, o ouvinte postula uma representação experimental para o mesmo. Por vezes, o orador guia o ouvinte através deste processo de forma sistemática, mencionando o tempo, o local, os principais participantes, os adereços, etc., numa sequência ordenada. Isto pode dar origem a aberturas estereotipadas: "Era uma vez, numa terra onde vivia um ..." Noutros textos, o orador, por assim dizer, atira o ouvinte completamente para o meio da história, e as tentativas do ouvinte para inferir uma representação mental apropriada tornam-se interessantes ao segui-la. Em seguida, acrescenta pormenores e modifica essa representação, actualizando-a à medida que o discurso se torna gradualmente conhecido, de modo a que cada informação seja encaixada de forma razoável.(Dooley & Levinsohn, 2000)

2.4. Texto

Michael Halliday, um dos linguistas mais conhecidos pelo desenvolvimento da linguística sistémica e da gramática funcional, descreve o texto como qualquer trecho autêntico de linguagem escrita ou falada. De acordo com Halliday (1994), o estudo histórico da linguística começou por incluir o estudo da morfologia da língua, acompanhado pelo estudo do significado das palavras ao nível da frase. O objetivo final desta análise era encontrar o significado das formas da língua. No entanto, na opinião de Halliday, a abordagem inversa será mais significativa: "Uma língua é interpretada como um sistema de significados, acompanhado de formas através das quais os significados podem ser expressos."

Halliday (1978) explica que não podemos falar de coesão sem mencionar o "texto", a "textura" e o "laço". Brown G. e Yule G. (1989) definem "texto como o registo verbal de um evento comunicativo". Autores como van Dijk (1972), Gutwinski (1976), de Beaugrande e Dressler (1981) afirmam que o "texto" diz respeito aos princípios de conetividade que unem um discurso (texto falado ou escrito) e forçam a co-interpretação. A palavra "texto" é geralmente utilizada em linguística para designar qualquer passagem falada ou escrita, independentemente da sua extensão, que forma um todo unificado, em contraste com uma coleção de frases não relacionadas entre si. Esta distinção mostra que há certos elementos que são característicos dos textos.

Explicou-se que a coerência de um texto é, essencialmente, uma questão de saber se o ouvinte consegue "encaixá-lo" de forma significativa ou, por outras palavras, interpretá-lo dentro de uma única representação mental. O facto de a coerência ser um fenómeno relacionado com as ideias significa que os sinais linguísticos não lhe são pertinentes? Nunca, pelo contrário, o locutor colocará sinais linguísticos no texto como sinais para ajudar os ouvintes a fazerem uma representação mental adequada. Este fenómeno chama-se COESÃO, e pode ser definido como o uso de meios linguísticos para obter coerência simbólica (ver Grimes 1975:112ff; Halliday & Hasan 1976; de Beaugrande & Dressler 1981:3; Brown & Yule 1983:191ff).

Os sinais de coesão dão uma indicação de como a parte do texto com que ocorrem se liga concetualmente a outra parte. Normalmente, designamos estes sinais por laços coesivos (Dooley & Levinsohn, 2000).

Nesta parte, são discutidos e explicados vários tipos de laços de coesão. Cada língua tem, naturalmente, a sua própria seleção de dispositivos usados para a coesão, mas alguns tipos gerais podem ser encontrados em todas as línguas. A lista que se segue foi retirada, na sua maior parte, de uma conhecida discussão sobre a coesão feita por Halliday e Hasan (1976), ampliada por Brown e Yule (1983, Secção 6.1)

2.5. Diferenças entre Coesão e Coerência

* O termo "coesão" é por vezes confundido com "coerência", que tem a ver com o sentido. *Osisanwo (2005:43) esclarece que a coesão é diferente da coerência. Esclarece-o com estas frases:
{Pode-me dizer onde ficar em Genebra?}
{Nunca estive nesse sítio.}
Coerente mas não coeso

{Podem dizer-me onde ficar em Genebra? Porque eu nunca estive nesse sítio. coeso e coerente
O marcador coesivo no exemplo acima é "porque"; indica a razão pela qual a polícia foi chamada. Portanto, este texto é unificado. As partes estão bem ligadas e o texto tem sentido.

Enquanto a coesão é considerada como o sinal linguístico óbvio entre proposições, a coerência é entendida por Widdowson (1978) como a relação entre actos ilocucionários. Os enunciados não são entendidos como coerentes se não forem reconhecidas as acções por eles realizadas. O discurso envolve o contexto e necessita de interpretação através da compreensão das estruturas do discurso e da utilização de muitas estratégias; por exemplo, para compreender o discurso, interpretamos o discurso supondo que se uma coisa é dita depois de outra, as duas coisas estão relacionadas de alguma forma.

A coerência pode ser tratada como uma "propriedade semântica dos discursos, baseada na interpretação de cada frase individual relativamente à interpretação de outras frases" (Van Dijk, 1977, 93). A coerência entre frases, na perspetiva de Van Dijk, "baseia-se não só na relação sequencial entre as proposições expressas e interpoladas, mas também no tópico do discurso de uma determinada passagem". A coesão não conduz necessariamente à coerência, mas a coerência não é suficiente para tornar um texto coerente, devendo existir uma propriedade linguística adicional (como a coesão) que torne um texto coerente.

Há também outros pontos de vista sobre a coesão e a coerência. Morgan e Sellner (1980) sublinham o papel do conteúdo num texto, enquanto a coesão tem a ver com o conteúdo, mas tem algumas consequências linguísticas. Carrell (1982) também defende que a coesão não gera coerência, pois "a mera coerência de conteúdo não é suficiente para tornar um texto coerente", enquanto "deve haver alguma propriedade linguística adicional (como a coesão) que torne um texto coerente" (482).

A coesão é, portanto, o efeito e não a causa da coerência. Com base em esquemas, os leitores podem ver a coerência mesmo em discursos que contêm muito poucos ou nenhuns elementos coesivos. A coesão é considerada como um elemento que acomoda a coerência. Quando um texto é coeso e coerente, permite que o leitor processe a informação mais rapidamente (Tangkiengsirisin, 2013). Hoey afirma que "a coesão é uma propriedade do texto e a coerência é uma faceta da avaliação de um texto pelo leitor".

2.6. Dispositivos Coesivos

Halliday e Hassan (1976) acreditam que os textos adquirem o seu estatuto e eventos comunicativos através da utilização de dispositivos coesivos. Segundo eles, "o principal fator determinante para que um conjunto de frases constitua ou não um texto depende das relações de coesão dentro e entre as frases, que criam textura". Estes académicos consideram que as relações de coesão num texto são alcançadas quando a interpretação de um elemento do discurso depende do outro. Um pressupõe o outro no sentido em que não pode ser efetivamente descodificado sem recorrer a ele (Brown G. e Yule G. 1989). Bex (1996) considera que a coesão reside nas propriedades semânticas e gramaticais da língua. Na opinião de Olatunde (2002), a coesão está interessada em relacionar a organização interna da língua com as funções da língua e com a situação social da língua (317).

A coesão é conseguida através da utilização de dispositivos de ligação entre frases. A conjunção é um tipo de coesão, que inclui relações aditivas, adversativas, causais ou temporais entre o que foi dito antes e o que se segue. A aditiva mostra a ligação entre frases como *também* ou *além disso, por exemplo,* ou por *outras palavras. A* adversativa indica que o que vem a seguir é contrário ao que foi dito, como *contudo* ou *mas.* A relação causal diz respeito a uma razão ou argumento, como *thus* ou *hence,* e a relação temporal assinala a sequenciação, como *next* ou um resumo, como *in short* (Alarcón e Morales, 2011).

A coesão pode ser definida como a caraterística que diferencia uma série de frases que formam um discurso de uma sequência de frases sem objetivo. Trata-se de uma sequência de relações lexicais, gramaticais e outras que estabelecem relações entre as diferentes partes de um texto. Ao estudar a coesão, devemos distinguir entre "coesão linguística" e "coesão pragmática" ou coerência.

Consideremos estes intercâmbios:
(a) O Tom gosta da Mary.
(b) mas, ela odeia-o.
(c) Tem café para levar?
(d) Leite e açúcar?

No primeiro exemplo, a ligação entre (a) e (b) foi assegurada pela pronominalização, que é uma relação puramente linguística; no segundo, a ligação entre (c) e (d) depende do conhecimento e da experiência do mundo real.

A pressuposição linguística e a pressuposição pragmática podem ser distinguidas uma da outra de forma semelhante. Enquanto na pressuposição linguística a informação é depreendida do contexto linguístico, no caso da pressuposição pragmática, a informação é extraída do exterior do contexto linguístico.

Exemplo:
- O Tomás comprou dois sacos para a irmã.
- Pressuposto linguístico: O Tomás tem uma irmã.
- Possível pressuposto pragmático: A irmã do Tomás gosta de sacos.

Dispositivos de coesão gramatical e lexical

Halliday e Hasan identificaram uma taxonomia de tipos de relações coesivas que podem ser formalmente estabelecidas num texto e que criam coerência num texto. Estudaram a coesão em inglês e descobriram duas categorias de dispositivos coesivos: os dispositivos coesivos gramaticais, que abrangem a referência, a elipse, a substituição e a conjunção, e os dispositivos coesivos lexicais

incluindo a reiteração e a colocação. A Tabela 1.1 (baseada em Halliday e Hasan 1976) ilustra a divisão dos tipos de coesão que serão descritos mais adiante neste capítulo:

Tabela 2.1: Tipos de coesão

Coesão	
Gramatical	**Léxico**
Exofórico [situacional]	Repetição
Endofórico [textual]	Sinónimos
AnafóricoCatafórico	
	Superordenado
Reiteração [para anterior [para posterior Referência de text] text]	
Substituição	Palavra geral
Elipse	
	Colocação
Conjunção	

2.6.1. Dispositivos gramaticais de coesão

A coesão gramatical diz respeito à estrutura linguística. A unidade estrutural mais elevada da gramática é a frase (Halliday e Hasan 1976: 28). A ordem em que os elementos gramaticais aparecem e a forma como estão relacionados numa frase são determinadas pela estrutura. As relações de coesão com outras frases criam um determinado ambiente linguístico, e o significado de cada frase depende desse ambiente. Vários meios linguísticos são utilizados para determinar se um texto pode ou não funcionar como uma única unidade significativa.

A Tabela 1.2 (baseada em Halliday e Hasan 1976) representa os tipos de coesão gramatical que serão discutidos mais adiante:

Tabela 2.2: Tipos de coesão gramatical

Coesão gramatical

Referência	Substituição	Elipse	Conjunção
Pessoais	Nominal	Nominal	Aditivo
ExistencialPossessivo			
Eu, tu, nós, ele, ela, isso, they, onehis — meu/minha, vosso/tua, nosso/nosso, her/hers, its, deles/ delas, de alguém	um/um, o mesmo, Então		e, e também, nem, ou, ou então, além disso, aliás, por outras palavras, do mesmo modo, por outro lado, assim
	Verbal	Verbal	
Demonstrativos this/that, these/those, here/there	Verbal do, be, have, do the same, likewise, do so, be so, do it/that, be it/that		Adversativo yet, though, only, but, however, at least, in fact, rather, on the contrary, I mean, in any case
Artigo definido	ClausalClausalCausal		
O	isso, não		por isso, então, portanto, por porque, caso contrário,
Cooperativas			
			Temporal então, a seguir, antes disso,
mesmo, idêntico, semelhante, tal, diferente, outro, senão			
			primeiro ... depois, no início, anteriormente ... final, de uma vez, em breve, para resumir, em conclusão

2.6.1.1. Coesão de referência

Tradicionalmente, os académicos utilizam o termo referência em semântica para explicar a relação entre uma palavra e aquilo a que ela se refere no mundo real, mas no modelo de Halliday e Hasan aponta simplesmente para a relação entre duas expressões linguísticas. No sentido textual, contudo, a referência surge quando o leitor/ouvinte tem de compreender a identidade daquilo a que o orador se refere, apontando para outra palavra no mesmo contexto. Os estudiosos chamam às referências ao "mundo partilhado" fora de um texto referências exofóricas. As referências a elementos do texto são designadas por referências endofóricas. Apenas as referências endofóricas são puramente coesivas, no entanto, ambas são importantes para criar textura. (Baker, 2011:181)

Há ocasiões em que a referência não se manifesta no próprio texto, mas é evidente para quem se encontra numa determinada situação. É o que se chama referência exofórica.

Porque ele é um bom companheiro jocoso E assim o dizemos todos nós.

Como estranhos, não sabemos quem é o "ele", mas, muito provavelmente, as pessoas envolvidas na situação têm conhecimento do "ele" que está a ser referido e, por isso, podem encontrar textura nas frases. Outro tipo de relação de referência que não é exatamente textual é a correferência.

Uma sequência de itens co-referenciais como Mrs. Thatcher ^ the Prime Minister ^ The Iron Lady ^ Maggie mostra que a correferência não é completamente uma caraterística linguística, mas depende do conhecimento do mundo real. É necessária alguma informação externa para compreender que as expressões se referem à mesma pessoa.

Ao nível da correferência textual, existe um continuum de itens coesivos que podemos utilizar para remeter para uma identidade já mencionada. Este continuum vai da repetição completa à referência pronominal, passando pelo sinónimo, pelo superordenado e pela palavra geral.

Reparei numa rapariga no jardim. A rapariga (repetição) trepava a uma árvore. A pobre rapariga (sinónimo) não estava obviamente à altura. A tola (palavra geral) ia cair se ela (pronome) não tivesse cuidado.

Os padrões de referência podem ser visivelmente diferentes tanto no interior de uma língua como entre línguas. Dentro da mesma língua, o tipo de texto parece ser um fator importante para especificar a escolha do padrão. Cada língua tem preferências gerais por alguns padrões de referência e referências específicas relativamente ao tipo de texto. A referenciação endofórica foi classificada em três tipos: anafórica, catafórica e espórica. A anafórica diz respeito a qualquer referência que "aponta para trás" para a informação precedente no texto. Catafórica é qualquer referência que "aponta para a frente" para informações que virão mais tarde no texto. Espórica é qualquer referência dentro do mesmo grupo nominal ou frase, um NP que "é formalmente especificado mas que, de facto, realiza a apresentação em vez de assumir a referência.

Para efeitos de coesão, a referência anafórica é a mais relacionada, uma vez que "liga a referência à parte anterior do texto". Relativamente à função, as referências coesivas podem ser divididas em três áreas: pessoal, demonstrativa e comparativa. A referência pessoal é a que se caracteriza pela situação de discurso, utilizando pronomes substantivos como "ele, ele, ela, ela", etc. e determinantes possessivos como "meu, teu, dele, dela", etc.

Todas as línguas têm elementos linguísticos definidos que utilizam como referência no sentido textual. Em inglês, os mais comuns são os pronomes pessoais (sujeito e objeto), os determinantes e os possessivos. Os pronomes de terceira pessoa são utilizados principalmente para fazer referência a um participante que já foi mencionado ou que vai ser introduzido no discurso.

O primeiro-ministro demitiu-se. Proclamou a sua decisão esta manhã.

Lave e retire o caroço a seis maçãs para cozinhar. Colocá-las num prato à prova de fogo.

Estes são ambos exemplos de referência endofórica que mostram ao leitor que ele ou ela precisa de olhar para trás no texto para encontrar o seu significado.

Ao contrário do inglês, que geralmente se baseia fortemente na referência pronominal para acompanhar os participantes, o italiano, que flexiona os verbos para pessoa e número (como o francês, o espanhol e o alemão), geralmente parece preferir a repetição lexical ou a correferência.(Baker, 2011)

2.6.1.2. Referência demonstrativa

A referência demonstrativa rastreia a informação através da localização utilizando referências de proximidade como "este, estes, aquele, aqueles, aqui, ali, então, e o".

Bebo sempre muita cerveja quando estou em Inglaterra. Há lá muitos pubs óptimos. Isto não é aceitável. (Baker, 2011)

2.6.1.3. Referência comparativa

A referência comparativa permite identificar a identidade e a semelhança através de referências indirectas, utilizando adjectivos como "igual, igual, semelhante, diferente, mais, melhor, mais", etc., e advérbios como "assim, tal, de forma semelhante, de outra forma, assim, mais", etc.
Uma visão semelhante não é aceitável".

Nós fizemos o mesmo.
Então eles disseram.

Halliday e Hasan (1976: 76) distinguem dois subtipos de referência comparativa: geral e particular. A referência comparativa geral mostra a semelhança entre as coisas, sob a forma de identidade, semelhança e não semelhança ou diferença. A referência particular mostra a comparabilidade entre as coisas. Trata-se de uma comparação de quantidade ou de qualidade. A comparação particular relacionada com a quantidade é representada por um quantificador comparativo ou por um advérbio de comparação submodificando um quantificador. A comparação particular relacionada com a qualidade é apresentada por adjectivos comparativos ou advérbios que submodificam um adjetivo. O quadro 1.3 apresenta exemplos de referência comparativa:

Quadro 2.3: Referência comparativa
Referência comparativa

Geral	Particular
	Havia duas vezes <u>mais</u> pessoas <u>do que</u> da última vez.
Identidade Recebemos *exatamente a mesma* quantidade/o *<u>mesmo</u> relatório que o* anterior ... *apresentado há dois meses.*	*Estamos a exigir uma vida <u>mais</u> <u>elevada</u>* normas.
ualidade/ similaridadeq *Os candidatos apresentaram três respostas <u>semelhantes</u>.* epíteto	
R: Gostaria de ter <u>estes</u> diferença *<u>assentos</u>? B: Não, gostaria de ter <u>os outros lugares</u>.*	

A coesão referencial inclui "itens" na língua inglesa que, "em vez de serem interpretados semanticamente por si próprios, ... fazem referência a outra coisa para a sua interpretação" (Halliday e Hasan, 1976:31).
A coesão referencial subdivide-se em três grupos: referência pessoal, demonstrativa e comparativa.
A referência pessoal propriamente dita inclui:
(a) *Pronomes pessoais:* I, me, you, we, us, him, she, her, they, them, and it.

(b) Determinantes pessoais (os possessivos): my, mine, your, yours, his, her, hers, their, theirs, its.

(c) *Pronomes relativos:* who e which. (That não é considerado um pronome relativo porque apenas introduz orações restritivas).

O grupo de referência demonstrativo inclui:

(a) *Determinantes:* o, este, ali, aquele e aqueles.

(b) *Advérbios demonstrativos:* aqui, ali e então.

A referência comparativa inclui:

(a) *Adjectivos comparativos:* idêntico, mesmo, outro, igual, diferente, melhor, mais, etc.

(b) *Advérbios comparativos:* diferentemente, de forma semelhante, mais, menos, etc.

2.6.1.4. Substituição Coesão

A coesão de substituição tem mais a ver com a identidade de sentido do que com a identidade de referência. Também se subdivide em categorias como a substituição nominal, a substituição verbal e a substituição casual. A Tabela 1.4 apresenta exemplos dos três tipos de substituição.

Tabela 2.4: Tipos de substituição

Substituição nominal Substituição verbal Substituição clausal

Há umas bolas de ténis novas A: A Ana diz que bebes demais A: Vai chover? no saco.   B: Acho que sim.

perderam o seu salto.   B: Tu também!

2.6.1.4.1. Substituição nominal

A substituição nominal ocorre quando o elemento pressuposto é um substantivo ou um sintagma nominal, como no exemplo

abaixo:

a) Podes dar-me um copo?

b) Está um em cima da mesa.

O elemento de coesão pressuposto é "um".

2.6.1.4.2. Substituição verbal

A substituição verbal tem lugar quando o elemento pressuposto é um verbo ou uma frase verbal. O elemento pressuposto que denota a substituição na maior parte das vezes é a palavra do e as suas

2.6.1.5.1. Elipse nominal

A elipse nominal ocorre quando um substantivo ou um sintagma nominal é
pressuposto

várias formas.

2.6.1.4.3. Substituição de cláusulas

A substituição clausal ocorre quando o elemento pressuposto é uma oração inteira. O elemento pressuposto mais frequente que afecta este tipo de substituição é so.

2.6.1.5. Elipse

O termo elipse designa a ausência de uma palavra, de uma frase ou de uma oração que é compreendida. Quanto à coesão por elipse, existem três tipos, que dependem da categoria sintáctica dos elementos pressupostos. A Tabela 1.5 apresenta exemplos dos três tipos de elipse_ em que os elementos omitidos estão assinalados com (x):

Elipse nominal	Elipses verbais	Elipse clausal
Os meus filhos jogam muito desporto. Ambos (x) são incrivelmente enérgicos.	*A: Tem estado a trabalhar?* *B: Sim, tenho (x).*	*R: Por que é que só colocaste três lugares? O Paul vai ficar para jantar, não vai?* *B: É? Ele não me disse (x).*

Tabela 2.5: Tipos de elipses

2.6.1.5.2. Elipses verbais

A elipse verbal ocorre quando um verbo ou frase verbal é pressuposto.

2.6.1.5.3. Elipse clausal

A elipse clausal ocorre quando um substantivo ou frase nominal e um verbo, ou pelo menos parte de uma frase verbal, são omitidos. É mais frequente no diálogo, em perguntas de sim/não.

2.6.1.5. Coesão Conjuntiva

A conjunção actua como um laço coesivo entre orações ou diferentes segmentos de texto de forma a explicar um padrão significativo entre eles, no entanto, as relações conjuntivas não estão ligadas a nenhuma ordem específica na expressão. Por conseguinte, entre os dispositivos de coesão no texto, a conjunção é a relação que é menos diretamente identificável. Halliday e Hasan (1976), bem como Martin e Rose (2007), definem as relações conjuntivas como internas e externas (1). As conjunções externas são utilizadas para relacionar actividades, enquanto as conjunções internas são utilizadas para organizar textos (Martin e Rose 2007: 122, 133).

(1) a. Deram-lhe comida e roupa. E cuidaram dele até ele ficar melhor. (externa) b. Deram-me peixe para comer. E eu não gosto de peixe. (interna)

As conjunções internas e externas foram divididas em quatro tipos principais. Martin e Rose (2007) explicam estes tipos de acordo com quatro relações conjuntivas lógicas: adição, comparação, tempo e consequência (Tabela 2.1):

Tabela 2.6: Classificação das conjunções de Martin e Rose

Conjunção externa			Conjugação interna		
adição	adição	e, além disso,	*adição*	alternativa	Mais
	Alternância	ou, se não,		aditiva	Em alternativa
Comparação	Similaridade	como, como se,	*comparação*	semelhante	por exemplo, em
	contraste	mas, enquanto		diferente	contraste
tempo	Sucessivo	depois, após	*tempo*	sucessivas	em primeiro lugar,
	Simultâneo	Enquanto		simultâneas	finalmente, ao
	Causa	portanto, porque		conclusivo	por conseguinte, em conclusão,
Consequência	Meios	por, assim	*consequência*		
	Objetivo	a fim de se, a menos que		contrariar	é certo que, no entanto
	condição				

Halliday e Hasan (1976) distinguem os tipos de relações conjuntivas aditivas, adversativas, causais e temporais no que respeita ao significado ideacional (externo) e ao significado interpessoal (interno). A forma mais simples de relações conjuntivas pode ser expressa pelas palavras *e, contudo, assim* e *então* (2): *(2) Durante todo o dia ele subiu a íngreme encosta da montanha, quase sem parar.*

a) E durante todo este tempo não encontrou ninguém. (aditivo)
b) No entanto, quase não se apercebeu de estar cansado. (adversativa)
c) Assim, à noite, o vale estava muito abaixo dele. (causal)
d) Depois, ao anoitecer, sentou-se para descansar. (temporal)

A conjunção aditiva *e* em (2a) indica o aparecimento de informação adicional. Como observa Nunan (1993: 27), a relação adversativa (2b) é estabelecida quando a segunda frase modera ou qualifica a informação da primeira. A conjunção causal (2c) indica a relação entre causa e consequência. Quando os acontecimentos estão relacionados com o momento da sua ocorrência, estabelece-se a relação de conjunção temporal (2d).

Halliday e Hasan (1976: 242-243) introduzem várias subclasses de cada tipo de conjunção para fazer uma distinção clara entre estas quatro relações coesivas. A Tabela 2.2 contém os exemplos de algumas palavras e expressões conjuntivas típicas que entram na coesão:

Tabela 2.7: Classificação das conjunções de Halliday e Hasan
Tipos de conjunção

Aditivo	*Adversativo*	*Causal*	*Temporal*

simples:	*propriamente dito:*	*geral:*	*simples:*
e, nem, ou *complexo:*	ainda, mas, no entanto *contrastivo:*	por isso, por causa de, assim *específico:*	depois, a seguir, depois *complexo:*
Além disso, em além disso, para além de	mas, por outro lado, na verdade, de facto, no	por esta razão, como um resultado, para este	de uma só vez, desta vez, o da última vez, entretanto, em
que, além disso *comparativo:*	mesmo tempo *correctiva:*	objetivo *condicional:*	neste momento, até lá *sequencial/ conclusivo:*
da mesma forma, da mesma forma, por outro lado *appositivo:*	em vez disso, no pelo contrário, pelo menos *desdenhoso:*	então, ao abrigo do circunstâncias *respetivo:*	no início, no fim; finalmente, finalmente *aqui e agora*
Quero dizer, noutros palavras, por exemplo,	em qualquer caso, de qualquer maneira, em todo o caso	a este respeito, com a este respeito,	*resumindo:* até agora, até agora
Assim *De um marketing*	*O filho mais velho trabalha*	caso contrário *O chá chinês é*	apontar; resumir, de forma breve *O tempo melhorou*
ponto de vista, o tabloide popular	*na quinta, o o segundo filho trabalhou em*	*tornando-se cada vez mais*	*à medida que a festa se aproximava a cimeira. Até lá*
incentiva a leitor para ler o	*a oficina do ferreiro, mas o filho mais novo*	*popular em restaurantes e*	*não tinham visto nada de o panorama em redor*
página inteira em vez disso	*saiu de casa para procurar o seu*	*mesmo em cafés.*	*eles.*
de escolher histórias. E não é isso que	*sorte.*	*Isto deve-se ao facto de* *a convicção crescente*	
qualquer editor		*que tem vários*	
quer?		*saúde*	
		propriedades.	

2.6.1.6.1. Conjunções aditivas

As conjunções aditivas actuam para coordenar ou ligar estruturalmente, acrescentando ao elemento pressuposto, e são assinaladas por "e, também, também, além disso, adicionalmente", etc. As conjunções aditivas podem também atuar para tornar negativo o elemento pressuposto e são assinaladas por "nem, e, ou, nem", etc.

2.6.1.6.2. Conjunções adversativas

A função das conjunções adversativas é indicar "contrário ao que se espera" e são assinaladas por "no entanto, embora, apenas, mas, de facto, antes", etc.

2.6.1.6.3. Conjunções causais

A conjunção causal indica "resultado, razão e objetivo" e é assinalada por "assim, então, para, porque, por esta razão, como resultado, a este respeito, etc.".

2.6.1.6.4. Conjunções temporais

A última categoria de conjuntivos mais difundida é a temporal e liga-se por sinalização de ordem ou tempo. Alguns exemplos de sinais conjuntivos temporais são "então, a seguir, depois disso, no dia seguinte, até lá, ao mesmo tempo, neste momento", etc.

A conjunção não é utilizada apenas para exprimir uma relação temporal ou causal. Por exemplo, em inglês, uma relação temporal pode ser indicada pelo uso de um verbo como follow ou precede, e uma relação causal por verbos como cause e lead. Além disso, as relações temporais não se limitam à sequência em tempo real; podem também exprimir fases do texto (expressas por primeiro, segundo, terceiro, etc.)

Exemplos: sequência temporal

Depois da batalha, houve uma tempestade de areia.

Eles travaram uma batalha. Depois disso, houve uma tempestade de areia.

A batalha foi seguida por uma tempestade de areia.

Na gramática, uma conjunção é uma parte do discurso que liga duas palavras, frases, expressões ou orações. Por vezes, os académicos chamam-lhe conectivo discursivo, que é uma conjunção que une frases. Miltsakaki, Prasad, Joshi & Webber (2004) dividem-nas em 4 classes.

a) *Conjunções subordinadas*

b) *Conjunções coordenativas*

c) *Conectivos adverbiais*

d) *Conectivos implícitos*

Conjunções subordinadas

As conjunções subordinativas introduzem orações que dependem sintaticamente de uma oração principal. Os tipos mais comuns de relações que expressam são temporais (quando, logo que), causais (porque), concessivas (embora), de objetivo (para que, a fim de) e condicionais (se ......).

Conjunções coordenativas

As conjunções coordenativas são e, mas e ou.

Conectivos adverbiais

Os conectivos adverbiais são advérbios modificadores de frases que indicam uma relação discursiva. São, por exemplo, contudo, portanto, então ou senão. As frases preposicionais com uma função modificadora semelhante também fazem parte deste grupo: como resultado, além disso ou de facto.

Conectivos implícitos

Os conectivos implícitos podem ser especificados entre frases adjacentes sem conectivos explícitos. A anotação
de conectivos implícitos tenta compreender a ligação entre duas frases que aparecem em posições adjacentes. Para os conectivos implícitos, pede-se aos anotadores que forneçam, quando possível, um conectivo explícito que melhor explique a relação deduzida.

Os grupos de conectivos discursivos acima mencionados são designados e percepcionados por outros autores, à exceção de Blakemore (1987, 1992), de forma diferente: van Dijk (1980) e Stubbs (1983) falam deles como conectivos pragmáticos; Halliday & Hasan (1985) vêem-nos como conectivos frásicos; Quirk et al. (1985) descrevem-nos como conjuntos semânticos; Redeker (1990) fala deles como operadores discursivos; ou Schiffrin (1987) e Fraser (1999) vêem-nos como marcadores pragmáticos.

Os linguistas referem-se frequentemente à coesão conjuntiva como "dispositivos de transição". Este tipo de coesão é diferente dos outros tipos mencionados anteriormente, na medida em que não necessita de um determinado elemento num contexto situacional ou num texto para ser interpretado. Tem o seu próprio significado inerente. Como salientam Halliday e Hasan (1976:222), "os elementos conjuntivos são coesivos não em si mesmos, mas indiretamente, em virtude dos seus significados específicos"; não são essencialmente dispositivos para alcançar o texto que veio antes ou que virá a seguir, mas apresentam significados especiais que pressupõem a presença de outras partes essenciais no discurso. Além disso, palavras como portanto e assim implicam que há uma parte anterior do texto que apresenta uma razão ou causa, e uma parte seguinte que expressa um resultado. De facto, podemos dizer que existe uma relação razão-resultado entre duas partes. Ao contrário dos laços de coesão de referência, substituição e elipse, que devem indicar apenas uma relação fórica de cada vez (exceto um pronome, que pode funcionar em referência anafórica, catafórica ou exofórica, dependendo do texto em que se insere), as conjunções "abrem as direcções ao mesmo tempo para a frente, para onde o escritor pretende ir, e para trás, para onde esteve" (Gallo & Risik, 1973:59 citado em Lieber, 1981:130).

2.7. Coesão lexical

Por vezes, existe coerência sem a utilização de um laço conjuntivo coesivo. A coesão, uma caraterística intersentencial de um texto, é conseguida através da textura, através de atributos especiais que lhe são dados pelo texto (Halliday e Hasan, 1976). A coesão lexical é o último tipo de coesão que Halliday e Hasan (1976) discutem.

Ao contrário da referência, da elipse, da substituição e da coesão conjuntiva, a coesão lexical não está ligada a nenhuma classe sintáctica especial de elementos. Pode dizer-se que é o tipo mais aberto e menos adequadamente definido dos cinco tipos. Na padronização lexical, é de esperar que as frases contínuas expressem algumas relações através do seu vocabulário.

2.7.1. Dispositivos de coesão lexical

Halliday (1985) considera duas categorias distintas para a coesão lexical: a repetição e a colocação, e agrupa a sinonímia, a antonímia, a meronímia e a hiponímia sob o título geral de sinonímia. No presente estudo, os investigadores consideraram os laços lexicais sob dois títulos gerais: reiteração e colocação.

2.7.1.1. Reiteração

A reiteração é uma forma de coesão lexical que envolve a repetição de um item lexical, num extremo da escala, o uso de uma palavra geral para remeter para um item lexical, no outro extremo da escala, uma série de coisas entre o uso de um sinónimo, quase-sinónimo ou superordenado (Halliday & Hasan, 1976, p.278). Zhu Yongsheng (2001) e Hu Zhuanglin (2003) introduzem cinco categorias de reiteração: repetição, sinonímia, antonímia, hiponímia e metonímia:

Repetição: A repetição é a reincidência de palavras no texto.

Sinonímia: A sinonímia é uma relação entre elementos lexicais cujo sentido é o mesmo ou quase o mesmo.

Antonímia: A antonímia relaciona dois itens com sentidos opostos.

Hiponímia: um hipónimo é um termo específico utilizado para designar um membro de uma classe mais ampla. Por exemplo, margarida e rosa são hipónimos de flor. Também designado por subtipo ou termo subordinado. *Meronímia:* Uma palavra que denota uma parte constituinte ou um membro de algo. Por exemplo, maçã é um merónimo de macieira.

2.7.1.2. Colocação

A colocação diz respeito à relação entre palavras que normalmente ocorrem em conjunto. Halliday & Hansan (1976, p.287) referem-se ao termo como um "título geral" ou um "termo de cobertura". A parte mais problemática da coesão lexical é a colocação, que é conseguida através da associação de itens lexicais que ocorrem regularmente em conjunto. Ou seja, a colocação é apenas um termo de cobertura para a coesão que é alcançada através da coocorrência de itens lexicais que estão, de uma forma ou de outra, ligados uns aos outros em ambientes semelhantes. O tipo específico de relações de coocorrência é variável e complexo, e teria de ser elaborado à luz de uma descrição semântica geral da língua inglesa.

De acordo com Zhang (2001), a colocação na coesão lexical deve incluir a colocação de palavras na mesma estrutura (como verbo e substantivo, adjetivo e substantivo, etc.) e a colocação habitual de itens acima da frase (como lâmina... afiada, jardim... água, doente... médico, vela... chama, escritor... estilo, alpinismo... picos... escalada, etc.)

2. 8. Escrita académica

Devido à crescente importância da língua inglesa como língua de investigação internacional dominante (Swales, 2004), espera-se que os falantes de outras línguas, especialmente os que estão envolvidos no ESP e no EAP, comuniquem eficazmente num contexto global. Além disso, escrever textos académicos científicos persuasivos, per se, numa segunda língua ou numa língua estrangeira para serem aceites e publicados em revistas indexadas ou de prestígio internacional é um meio fundamental para garantir a mudança científica (Livnat, 2012).

Escrever um artigo de investigação científica é diferente da escrita comunicativa normal (Cargill e O'Connor, 2009). O discurso científico contém estruturas gramaticais únicas que interpretam o conhecimento científico e remodelam a experiência humana (Halliday, 1994; Halliday & Matthiessen, 1999). Estudos que analisam as características distintivas do discurso científico (por exemplo, Hyland, 1998, 2001, 2002; Hyland & Tse, 2004; Swales,1990, 2004) e o possível impacto da língua ou da disciplina (por exemplo, Bazerman,1985, 1988; Breivega et al., 2002; Dahl, 2004; Duszak, 1994; Mauranen, 1993; Moreno, 2004) revelaram que a linguagem científica reflecte a cultura da comunidade discursiva.

Os instrutores devem considerar "plataformas de ensino de inglês a falantes de outras línguas" (Omidvar e Sukumar, 2013) em vez de simplesmente adoptarem o manual destinado a utilizadores nativos, o que pode ser uma falta de metodologias de ELT que apoiem a consideração de línguas estrangeiras e segundas (Al-Khairy, 2013).

Os ensaios argumentativos, especificamente, e a escrita numa segunda língua, em geral, têm provocado uma ansiedade considerável nos estudantes de EFL, aprendentes de inglês como língua estrangeira, que não adquiriram um conhecimento profundo da sequência do seu padrão de pensamento (Zhu, 2001). Devido a esta tendência, tem havido um grande interesse em dominar o género de escrita de artigos para transmitir as suas conclusões da forma mais clara possível.

De acordo com Swales (1990), o trabalho dos investigadores depende quase inteiramente da sua capacidade de escrever artigos académicos de sucesso, publicá-los em revistas de renome e, em última análise, fazer com que outros os citem. Os estudantes de Inglês como Língua Estrangeira (EFL) consideram a escrita não só uma tarefa importante, mas também mais exigente de dominar do que as competências orais (Marandi, 2002). Sempre houve uma preocupação com as competências em língua inglesa dos académicos que não são falantes nativos de inglês, especialmente os que trabalham em países de língua não inglesa. As expectativas profissionais e institucionais destes académicos estão estreitamente alinhadas com as dos países anglófonos "metropolitanos" e o facto de o académico ser um utilizador nativo ou não nativo do inglês é visto como irrelevante para os papéis que desempenha e para as funções que desempenha. A capacidade de dar aulas em inglês, de realizar trabalho administrativo, de participar em reuniões, de fazer apresentações em conferências internacionais e, acima de tudo, de realizar e publicar investigação em inglês, são todas exigidas como parte da competência desses professores enquanto académicos.

As necessidades e preocupações deste grupo estão agora a começar a ser notadas e analisadas e estão a surgir programas que respondem às suas necessidades específicas. (Ken Hyland, 2006) Assim, estar conscientemente ciente das regras e convenções ajuda os investigadores a comunicar da forma mais eficaz possível no discurso académico.

Como resultado, vários aspectos da escrita de artigos foram levados em conta. Este termo tem as suas raízes na década de 1960, quando, com a rápida expansão do número de estudantes internacionais nas faculdades e universidades da Europa Ocidental e dos Estados Unidos, os professores de línguas e especialmente os instrutores de língua inglesa notaram que estes estudantes não escreviam da forma que era esperada. Por outras palavras, escreviam de uma forma diferente.

Robert Kaplan (1996) foi uma das primeiras pessoas a analisar este fenómeno. Acreditava que estas diferenças podiam resultar dos diferentes contextos culturais de onde provinham os aprendentes. Criou o termo retórica contrastiva em 1966 para explicar estas diferenças e, desde então, esta área de investigação tem sido alvo de inúmeras discussões e debates. Numa perspetiva léxico-gramatical e trans-linguística/cultural, foram investigadas características como a escolha do tempo verbal, as estruturas de transitividade (Martinez, 2001) e as práticas de citação (Hyland, 1999), acompanhadas da utilização de dispositivos coesivos.

Sempre foi de grande importância para os escritores, especialmente para os escritores de textos e artigos académicos, escrever de forma coesa. Na escrita coesa, há relações claras e lógicas entre as ideias. Escrever de forma coesa significa fazer muitas coisas ao mesmo tempo - lutar com ideias, equilibrar a forma e a função...., prestar atenção à sintaxe e à dicção, e empregar imagens e metáforas até surgir uma mensagem coerente (Carole Jago, 2002).

Um texto coeso alcança a sua coesão através de laços coesivos. O laço coesivo é uma relação semântica entre um elemento de um texto e alguns outros elementos que são cruciais para a interpretação do mesmo (Witt & Faigley, 1981,p.190).

Os dispositivos de coesão são ferramentas que, quando utilizadas corretamente, permitem ao escritor unir frases e segmentos de texto (Fakeuade e Sharndama, 2012:300-318).

O presente estudo foi realizado para investigar as conjunções como um grupo de dispositivos coesivos em artigos de investigação médica escritos por autores iranianos e não iranianos.

2.9. Estudos anteriores

Ao investigar os textos, verificamos que a coesão tem sido sempre uma das áreas de maior produção, no que diz respeito às fontes teóricas (Halliday e Hasan 1976, Brown e Yule 1983,

Gutwinski 1976, Hoey 1983, 1991, Thompson 2004).

A coesão foi introduzida por Halliday & Hasan (1976) e, desde então, a análise da coesão tem sido objeto de um grande número de estudos. A função da coesão na análise de textos tem sido objeto de estudo na maior parte deles. Recentemente, os estudos têm sido realizados principalmente sobre a coesão gramatical, como a conjunção de textos escritos em inglês, a substituição, a referência e a elipse, por exemplo, Gutwinski (1976); Stotsky (1983); Bennet-Kastor (1986); Parsons (1991); Coulthard (1994) e Parsonssio (1996).

É de notar que este tema também foi abordado noutras línguas, por exemplo, o russo em Simmons (1981); o inglês e o hindi em Kachroo (1984); o espanhol em Mederos Martin (1988) e Casado Velarde (1997); o inglês e o japonês em Oshima (1988); o persa em Roberts, Barjasteh Delforooz, & Jahani (2009).

Witte e Faigley (1981) efectuaram alguns estudos empíricos e examinaram a utilização de dispositivos de coesão na escrita dos alunos e o efeito que tinham na qualidade e coerência da escrita. Seguiram a taxonomia da coesão de Halliday e Hasan (1979). Os resultados mostraram, na sua maioria, que não havia uma relação significativa entre a qualidade dos dispositivos coesivos utilizados e a qualidade da escrita.

McClurea & Geva (1983) investigaram o desenvolvimento do uso coesivo de conjunções adversativas no discurso. Mas e embora são ambas conjunções adversativas. No entanto, mas é um coordenador, embora é um subordinador. Foi, portanto, levantada a hipótese de que a escolha entre elas está relacionada com o foco. Esta hipótese foi testada em dois estudos. Os resultados indicam que a maioria, mas não todos, os sujeitos adultos seleccionam mas para introduzir informação em primeiro plano e embora para introduzir informação em segundo plano e também usam estas conjunções para determinar qual a proposição numa frase conjunta que está a ser focada no texto.

A aquisição pelas crianças destes usos de mas e embora foi também investigada numa série de estudos. Os resultados demonstram que, por volta do 4º ano, as crianças dominam o uso intrasentencial básico de mas e embora. No entanto, nem sequer na 8ª classe as crianças demonstram conhecimento da regra intersentencial de focalização que rege o uso adulto destas conjunções. Por isso, não conseguem utilizar este dispositivo de coesão na composição ou na compreensão.

Wikborg (1990) analisou os problemas de coesão dos alunos suecos. Verificou que os alunos suecos tinham problemas de coesão devido à utilização incorrecta ou enganosa da ligação entre frases, ao mau funcionamento dos dispositivos coesivos e também à utilização de uma distância demasiado grande entre os itens coesivos numa cadeia coesiva. Como resultado, todos estes factores influenciaram a coerência do texto. Crewe (1990) examinou os problemas dos estudantes de Hong Kong e mencionou dois problemas e as razões prováveis para os mesmos. Em primeiro lugar, referiu o problema da utilização incorrecta de dispositivos de coesão nos textos dos alunos. Em primeiro lugar, referiu o problema da utilização incorrecta dos dispositivos coesivos nos textos dos alunos, que pode dever-se aos dispositivos dos manuais escolares, que dão aos alunos a presunção de que alguns dispositivos coesivos são iguais, sem ter em conta a possível diferença entre eles. O uso excessivo foi referido como outro problema relacionado com a dificuldade dos alunos em indicar relações lógicas entre ideias e em introduzir ideias adequadas sobre o tema. A razão pode ser a falta de conhecimentos neste domínio ou o facto de tentarem compensar a sua fraca capacidade de escrita através da utilização excessiva de conectivos.

Field e Yip (1992) compararam a utilização de dispositivos coesivos (conectores) por estudantes de Hong Kong e australianos. O estudo revelou que os estudantes de Hong Kong utilizavam mais conectores (dispositivos coesivos) do que os estudantes australianos. Além disso, os estudantes de Hong Kong utilizaram mais conectores na posição inicial da frase. Além disso, "por outro lado" foi utilizado com mais frequência nos seus textos. Os números de aditivos foram utilizados com mais frequência nos seus textos do que nos dos estudantes australianos.

Noor-Mohammadi (1984) efectuou um estudo contrastivo sobre a função dos dispositivos de coesão em inglês e persa. Kavoosi-Nejad (1993) investigou a elipse em frases verbais, frases nominais e frases, e assinalou as diferenças entre substituições e elipses.

Com base em Halliday & Hasan (1976), Fazl-Ali (1995) investigou a elipse em histórias persas de Al-e-Ahmad e Daneshvar, e indicou que a elipse verbal é menos frequente.

Shoghosho'ara (1996) explorou as conjunções como um dispositivo coesivo em histórias persas para crianças e adultos, para ver se existem diferenças na função das conjunções nesses textos. A autora indicou que os escritores de ambos os níveis utilizam os quatro tipos de conjunções. Além disso, as estatísticas mostraram que, em ambos os grupos, as conjunções aditivas eram mais frequentes do que as outras conjunções. As causativas nas histórias dos adultos eram duas vezes mais frequentes do que nas das crianças. A frequência de adversativas foi quase a mesma no corpus. Além disso, a frequência das temporais nos contos infantis era 2,5 vezes superior à dos adultos. Por conseguinte, a autora indicou que, ao escrever uma história, os escritores devem ter em conta quem é o seu público.

Mozaffar-Zadeh (1998) explorou a elipse e a substituição em livros de ciências do ensino secundário e chegou à conclusão de que a classificação de Halliday & Hasan (1976) sobre a elipse e a substituição também se aplica ao persa.

Milton (1999) estudou a utilização de dispositivos coesivos por falantes não nativos e nativos de inglês. O seu corpus era constituído por trabalhos de exame de estudantes de Hong Kong e do Reino Unido. Verificou que havia diferenças nos dispositivos coesivos utilizados pelos dois grupos de estudantes. Os alunos de Hong Kong (aprendentes de L2) utilizaram um número limitado de dispositivos coesivos e os dispositivos de início de frase foram utilizados em excesso por eles.

Meisuo (2000) investigou os dispositivos coesivos nos textos de estudantes chineses de EFL em duas universidades da RPC. A diferença entre este estudo e os anteriores foi a dimensão da sua amostra, que era maior. Mas a sua conclusão - chegar à conclusão de que não havia uma relação estatisticamente importante entre a frequência dos dispositivos coesivos utilizados e a qualidade da escrita - não parecia ser nova.

Parece que ele contou os laços coesivos nos ensaios e depois categorizou-os de acordo com as categorias de Halliday e Hasan (1976). No seu estudo, foi utilizada uma análise qualitativa para examinar a utilização inadequada de três tipos de laços coesivos. (ou seja, coesão lexical, referência e conjunção nos textos dos alunos). No entanto, o seu estudo não conseguiu estabelecer qualquer relação entre os tipos específicos de erros de coesão e os ensaios de baixa qualidade. É de salientar que, nos estudos que analisam a relação entre o número de dispositivos coesivos e a qualidade da escrita, deve ser dada atenção à utilização adequada dos mesmos, ou seja, à sua utilização correcta, caso contrário o estudo não teria qualquer valor. Com efeito, a utilização incorrecta destes dispositivos conduziria a uma ambiguidade no significado contextual ou induziria os leitores em erro, pelo que a sua utilização incorrecta tem um efeito negativo na qualidade da escrita.

Hinkel (2001) investigou o uso de conjunções semânticas de nível frásico e lógico por estudantes

NS e NNS. A sua amostra era constituída por ensaios de estudantes japoneses, coreanos, indonésios, árabes e ingleses. Os resultados mostraram que todos os quatro grupos NNS utilizaram transições de frases com mais frequência do que o grupo NS. No entanto, os resultados também mostraram que os estudantes não utilizavam essas transições de forma correcta e eficaz. No conjunto, estes estudos revelaram que os estudantes de Hong Kong, bem como os estudantes dos países asiáticos, utilizavam excessivamente os conectivos. Em comparação com os escritores de inglês NS, os alunos NNS utilizaram uma gama mais restrita de conectivos. Além disso, os estudantes NNS utilizaram a posição inicial da frase para os conectivos, enquanto os escritores NS English não preferiram essa posição.

Andreas Eko Prasetia (2002) investigou os dispositivos de coesão gramatical e lexical utilizados nos anúncios publicitários dos jornais indonésios. O autor apercebeu-se de que a redação de anúncios publicitários num espaço muito limitado necessita de dispositivos coesivos para os tornar eficientes, mas detalhados e compreensíveis para os leitores, enquanto potenciais consumidores. Foi um estudo descritivo-qualitativo, uma vez que o autor descreveu e explorou os dispositivos coesivos sem fazer qualquer generalização a partir dos resultados. Neste estudo, o autor actuou como o principal instrumento de recolha de dados. Os dispositivos coesivos neste estudo foram identificados e classificados com base na Coesão de Halliday e Hasan. O autor constatou que, entre os dispositivos coesivos gramaticais, a conjunção aditiva foi a mais encontrada e, entre os dispositivos coesivos lexicais, a repetição - totalmente repetida - foi a mais encontrada. Com este estudo, foi revelada a estratégia para criar uma escrita eficiente e eficaz.

Bolton, Nelson e Hung (2003) efectuaram uma investigação sobre a utilização de conectores na escrita de estudantes de Hong Kong. Bolton et al. (2003) tomaram como referência o subconjunto de escrita académica profissional da componente britânica do International Corpus of English (ICE - GB). Em seguida, comparou alguns textos académicos de estudantes britânicos (do ICE - GB) e trabalhos de exame de estudantes universitários de Hong Kong entre si em relação à referência. As conclusões revelaram que, embora tanto os estudantes de Hong Kong como os britânicos utilizassem excessivamente os conectores, os estudantes de Hong Kong utilizavam-nos ainda mais e desviavam-se da norma académica. Embora ambos os grupos tenham utilizado menos categorias de conectores do que os utilizados na escrita profissional, utilizaram conectores diferentes.

Tseng & Liou (2006) examinaram o efeito de materiais de conjugação em linha na escrita de estudantes universitários de EFL. Concluíram que a utilização incorrecta da conjunção em inglês, que conduz a uma escrita incoerente, se deve à interface da primeira língua, a listas de conectores enganadoras e a exercícios inadequados.

Foi também entendido que as instruções pedagógicas para o ensino de materiais de conjunção em linha podem ajudar os alunos de EFL a escreverem de forma mais coerente.

Roberts et al. (2009), seguindo a metodologia analítica de Dooley & Levinsohn (2001), investigaram diferentes aspectos da análise do discurso, incluindo uma descrição introdutória da coesão e da coerência em 16 histórias iranianas. O estilo de trabalho nos estudos do discurso em língua persa também foi descrito neste estudo. Foi referido que o seu estudo é apenas um trabalho introdutório destinado a ajudar as pessoas a saber como podem ser efectuados estudos do discurso em persa com base em Dooley & Levinsohn (2001).

Vahiddastjerdi e Taghizadeh (2006) investigaram a aplicação de dispositivos coesivos em textos persas e a sua tradução para inglês em contraste. Examinaram a utilização de elementos discursivos no Gulistan de Saadi. No seu estudo, seguiram o modelo de Halliday e Hasan (1976). Os resultados do seu estudo revelaram algumas diferenças, mesmo entre as próprias versões inglesas.

Yusun Kang (2008) examinou a capacidade dos alunos coreanos de EFL para estabelecer a coesão textual em inglês através da utilização adequada de conjunções no seu discurso narrativo escrito. Utilizou análises quantitativas e qualitativas para explorar a forma como a posição em que as conjunções são colocadas, bem como a quantidade e os tipos de conjunções utilizadas no discurso escrito dos alunos coreanos de EFL, eram semelhantes ou diferentes das dos falantes nativos de inglês. Também se analisou o discurso escrito da L1 dos alunos coreanos de EFL para ver se existem escolhas de conjunções específicas da língua. Os resultados da análise quantitativa das narrativas escritas mostraram que ambos os grupos de participantes utilizaram significativamente mais conjunções interclausais no meio da frase, ou morfemas conjuntivos, no caso da língua coreana, na sua escrita em L1. Mas os coreanos recorreram fortemente a conjunções intersentenciais no início da frase na sua escrita em inglês. Além disso, a análise qualitativa revelou que os aprendentes coreanos de EFL não eram capazes de utilizar as conjunções estrategicamente para marcar funções discursivas variadas.

Trebits (2009) investigou o uso de conjunções nos documentos da UE com a ajuda de técnicas linguísticas de corpus, utilizando o Corpus of EU English. Uma análise pormenorizada dos subtipos de coesão revelou que os aditivos eram, de longe, os dispositivos de coesão conjuntiva mais frequentes, seguidos dos temporais e dos causais. As conjunções adversativas, clarificadoras e hipotéticas são muito menos frequentes nos textos do CEUE, e as menos utilizadas são as continuadoras.

Rostami Abu-Sa'eedi (2010) analisou os laços coesivos em textos de estudantes de línguas estrangeiras. Explorou os dispositivos coesivos que tinham frequências mais elevadas. As suas conclusões foram surpreendentes. Os alunos pobres tinham uma baixa densidade de coesão, porque não eram capazes de combinar frases de forma coerente, por exemplo, através do uso de conjunções. Assim, chegou à conclusão de que, no seu estudo, as conjunções não conseguem discriminar os bons e os maus alunos. Além disso, os aditivos e os temporais tiveram uma frequência mais elevada em ambos os grupos. Além disso, as adversativas eram tão frequentes como as causais.

Happy Dwi Wardhan (2011) analisou a coesão gramatical e lexical num guião de rádio retirado da emissão radiofónica "Special English" da VOA. O autor pretendia descobrir quais os dispositivos de coesão gramatical (referência, substituição, elipse e conjunção) e os dispositivos de coesão lexical (repetição, sinónimo, antónimo, hipónimo, merónimo e colocação) presentes no guião e qual o seu contributo para tornar o guião coerente e unificado. O resultado desta tese indicou que os dispositivos de coesão ajudam a encontrar as ideias principais no guião. Essas ideias principais tornaram o guião coerente. Em conclusão, a análise dos dispositivos coesivos foi utilizada para saber como a coerência foi alcançada através da utilização de dispositivos coesivos no guião.

A coesão lexical nos resumos em inglês e persa, com base na estrutura de coesão lexical de Seddigh & Yarmohamadi (1996), foi analisada por Seddigh, Shokr-Pour, & Kafi-Pour (2010). Utilizaram o pacote SPSS para a análise contrastiva. Os resultados mostraram que havia algumas semelhanças e diferenças na função da coesão lexical no seu corpus. Todos os tipos tiveram quase as mesmas ocorrências nos dois conjuntos de dados e o teste t bicaudal indicou que as diferenças entre as suas funções nos resumos em inglês e persa não são estatisticamente importantes. Tanto a língua inglesa como a persa indicaram que a repetição tinha a frequência mais elevada, mas a sinonímia tinha a frequência mais baixa.

Gonzalez (2011) explorou a coesão lexical em conversas multipartidárias. Introduziu um modelo integrado de coesão lexical denominado "coesão associativa". Os dados da sua investigação eram constituídos por 15 683 palavras-córpus de discussões transmitidas. A análise de 11.199 laços lexicais demonstrou que a repetição tem a maior frequência nas subcategorias de coesão lexical; a coesão associativa e as relações inclusivas seguiram a primeira subcategoria.

San'atifar (2011) investigou as diferenças e semelhanças entre a substituição pró-forma como um dispositivo coesivo em inglês e persa no que diz respeito à forma/função, à relação entre elas e à sua frequência de ocorrência. Sarli & Ishani (2011) investigaram a teoria da coesão e da harmonia coesiva e a sua aplicação numa história persa mínima (The Tale of a Ladder) com base na teoria de Halliday & Hasan (1976) que foi revista por Halliday (1985) e na perceção de Hasan (1984) da harmonia coesiva. Chegaram à conclusão de que seria possível utilizar este novo método em quaisquer textos e que seria possível comparar a extensão quantitativa da utilização da coesão e da coerência dos textos.

Mais recentemente, Yang & Sun (2012) investigaram a utilização de dispositivos coesivos na escrita argumentativa por alunos chineses do segundo e do terceiro ano de EFL. Os resultados da análise da elipse e da substituição mostraram que os dois dispositivos eram mais frequentemente encontrados na linguagem falada e raramente eram usados no discurso escrito formal. Cerca de 56,67% dos alunos do segundo ano e 70% dos alunos do último ano não utilizaram a elipse e a substituição, porque se aperceberam da inadequação da utilização da elipse e da substituição na escrita formal.

Fadjrin (2012) examinou a coesão gramatical e lexical em textos jornalísticos. O principal objetivo da investigação foi conhecer o tipo de dispositivos de coesão (coesão gramatical e lexical) utilizados no texto jornalístico, conhecer os dispositivos de coesão dominantes que foram utilizados e conhecer o grau de coesão dos marcadores de coesão. O objetivo desta investigação foi identificar os usos da coesão no texto jornalístico do meio de comunicação online VoAnews.com. Como resultado da investigação, com base na teoria de Halliday e Hasan sobre a coesão, o autor conclui que todos os tipos de dispositivos de coesão gramatical e lexical são utilizados nos textos jornalísticos que o autor analisa. Estes foram a referência, a substituição, a elipse e a conjunção como dispositivos de coesão gramatical, enquanto que a repetição, o sinónimo, o quase-sinónimo, o superordenado, a palavra geral e a colocação como dispositivos de coesão lexical. Mas, de um modo geral, os dispositivos de coesão lexical foram muito raramente utilizados no texto, exceto a repetição. O dispositivo dominante de coesão gramatical é a referência, cuja percentagem atinge 56,64%. Entretanto, o dispositivo dominante de coesão lexical é a repetição, cuja percentagem atinge 15,39%. O grau de coesão de cada um dos marcadores é diferente, os dispositivos de coesão gramatical atingem um nível muito elevado de grau de coesão, a média percentual do grau de coesão atinge 85,77%. Ao contrário da coesão gramatical, os dispositivos de coesão lexical são muito baixos. A sua média percentual atingiu apenas 50,01%.

Bikeliene (2012) analisou os conectores de texto nos ensaios argumentativos de estudantes lituanos de EFL e nativos. A aplicação de métodos de Análise Contrastiva da Interlíngua e de análise estatística de dados produziu resultados sobre a marcação aberta de relações semânticas na escrita dos estudantes lituanos de EFL. Em geral, observou-se uma sobreutilização estatisticamente significativa e o uso de conectores numa frase ou posição de texto não preferida. Os resultados indicaram que a correlação entre o nível linguístico e a maturidade de um escritor e a frequência dos conectores pode ser caracterizada por tendências opostas. Nas categorias semânticas relativamente "mais simples", a relação observada foi inversa, enquanto nas categorias "mais complexas" foi direta. O estudo também mostrou algumas diferenças entre o uso de conectores pelos aprendentes lituanos de EFL e aprendentes com diferentes origens linguísticas maternas. Apesar das diferenças observadas na utilização dos conectores, os resultados permitem-nos formular a hipótese de um modelo de argumentação quase universalmente utilizado.

Ahangar, et al. (2012) investigaram as conjunções nos discursos desportivos iranianos em direto na rádio e na televisão. Observou-se que as associativas tinham a maior frequência, enquanto as adversativas eram as menos frequentes. Os aditivos, adversativos e marcadores de desenvolvimento tinham uma diferença significativa entre os seus empregos no corpus.

Gholami, et al. (2012) investigaram as conjunções como uma categoria de dispositivos coesivos gramaticais em artigos de investigação sobre biomedicina e linguística aplicada escritos por autores iranianos. Descobriram que as conjunções eram usadas com mais frequência por investigadores biomédicos do que por investigadores de linguística aplicada. O estudo também revelou que tanto os investigadores biomédicos como os investigadores de ELT tendiam a empregar estas palavras de ligação em posições não iniciais da frase em vez de em posições iniciais da frase.

Ketabi e Jamalvand (2012) analisaram e compararam os dispositivos coesivos em quatro manuais de direito internacional inglês e nas suas traduções para farsi. Os resultados revelaram que tanto os ELT como os FTTS partilham mais semelhanças do que diferenças na utilização do dispositivo coesivo de conjunção. A análise de frequência das subcategorias de conjunção revelou que os dispositivos mais frequentemente utilizados nos textos de amostra do corpus paralelo eram o dispositivo adversativo e o dispositivo aditivo, enquanto o dispositivo causal e o dispositivo temporal eram utilizados com menos frequência.

Centonze (2013) investigou as conjunções em falantes de ELF em cinco entrevistas e cinco conversas em contextos académicos multiculturais e analisou o número de ocorrências de cada tipo de conjunção (aditiva, adversativa, casual, temporal e continuativa). Os resultados obtidos mostraram que as conjunções eram mais prováveis de ocorrer em contextos de conversação do que em entrevistas: o tipo de conjunção predominante é a aditiva e acompanhada de marcas de coordenação, como er, quero dizer, sim,. Verificaram também que os falantes de ELF em contextos académicos não utilizam normalmente todo o "repertório conjuntivo" à sua disposição, parecendo antes tirar partido de certos padrões de conjunções em detrimento de outros, o que limita as opções disponíveis numa espécie de processo de hibridização das conjunções.

Park (2013) realizou um estudo para explorar se duas tarefas de escrita diferentes, ou seja, narração e argumentação, provocam o uso diferente de dispositivos coesivos. Este estudo também investigou a relação entre a frequência dos dispositivos coesivos e a qualidade da escrita. Das cinco categorias de coesão textual identificadas no estudo de Halliday e Hasan (1976), o presente estudo centrou-se em dois dispositivos coesivos, a referência e a conjunção. No total, foram obtidas 156 amostras de escrita de setenta e oito estudantes universitários coreanos de EFL. As amostras de escrita foram classificadas utilizando uma grelha de pontuação holística para a tarefa de escrita independente do TOEFL iBT, e depois divididas em três níveis de proficiência de escrita. A coesão referencial foi examinada utilizando três variáveis: pronominais, demonstrativos e o artigo definido. A coesão conjuntiva foi investigada através de onze variáveis: aditivos, adversativos, causativos, temporais, continuativos, conectores por frase (CD/S), conectores por unidade T (CD/T), conectores por cláusula

(CD/C), número total de tipos de conectores por ensaio (CT/E), número total de tipos de conectores por cláusula (CT/C) e rácio de repetição de conectores (CRR). As principais conclusões são duas. Em primeiro lugar, verificou-se que a frequência e o tipo de dispositivos coesivos são afectados pelo modo de discurso. Em segundo lugar, o número total de tipos de conetores por ensaio (CT/E) foi o que melhor discriminou os diferentes grupos de competências de escrita. Os resultados fornecem implicações importantes para o ensino da escrita aos alunos coreanos de inglês.

Zoghi (2013) comparou a frequência do uso de laços lexicais em artigos de Ciências Médicas em inglês (EMSs) escritos por autores iranianos e nativos. Os pesquisadores examinaram o uso de dois tipos de laços lexicais, ou seja, reiteração e colocação em resumos, introdução e discussão e conclusão de artigos de EMSs nativos e não nativos. Os resultados indicaram que não havia uma diferença estatisticamente significativa na utilização de laços lexicais nos resumos, na introdução e discussão e nas secções de conclusão dos artigos do SME.

Davatgari Asl e Shendi (2013) efectuaram uma análise comparativa da utilização de conjunções coesivas na previsão meteorológica de nativos
e um repórter não nativo. Foram analisados dois tipos de textos que foram retirados de um dia acidental, um das notícias de previsão do tempo do canal BBC (relatado por um falante nativo de inglês) e outro da NHK TV (relatado por um falante não nativo de inglês). Os dispositivos coesivos (referência, conjunções, substituições/elipses, coesões lexicais) foram identificados em ambos os textos e, em seguida, foram seleccionadas conjunções dos dois textos para comparar um com o outro de dois pontos de vista: 1) tipo de conjunções coesivas utilizadas nos dois textos e 2) frequência das mesmas. Os resultados do estudo mostraram usos diferenciados de conjunções coesivas em dois textos e mais usos de algumas conjunções coesivas em repórteres não nativos de língua inglesa.

Hessamy e Hamedi (2013) compararam e contrastaram a frequência da utilização de dispositivos coesivos em redacções independentes e integradas escritas por 95 alunos iranianos de EFL de nível intermédio superior, a fim de descobrir eventuais alterações no tipo e na frequência da utilização de dispositivos coesivos devido à natureza da tarefa de escrita. Os participantes eram falantes nativos de farsi, com idades compreendidas entre os 18 e os 30 anos, que estudavam inglês como língua estrangeira num centro de língua inglesa em Yazd, no Irão. A amostra incluía 58 estudantes do sexo feminino e 37 do sexo masculino. Foi-lhes pedido que redigissem um ensaio argumentativo integrado depois de lerem um texto e ouvirem uma palestra sobre o mesmo tópico, tal como é concebido no teste de escrita TOEFL iBT®. Os participantes realizaram primeiro uma tarefa independente com um tema para escrever e depois uma tarefa de redação integrada, com um intervalo de duas semanas entre as sessões de escrita. As tarefas foram retiradas da tarefa de redação do TOEFL iBT®.

Os resultados indicaram que havia uma diferença significativa na utilização de quase todos os tipos de dispositivos de coesão entre as duas condições, com a tarefa independente a produzir redacções com menor número de dispositivos de coesão. Os resultados revelaram que, em termos de coesão textual, os participantes preferiram utilizar referências anafóricas a referências catafóricas, enquanto a substituição e a elipse foram raramente utilizadas nas redacções independentes e integradas. Os alunos também se revelaram mais aptos a utilizar referências e coesão lexical nas suas redacções integradas do que nas suas redacções independentes. Por fim, pode concluir-se que a tarefa de escrita integrada tem efeitos positivos na utilização dos dispositivos de coesão por parte dos alunos. Os resultados deste estudo fornecem provas sobre o efeito do método de teste no desempenho da escrita e podem defender a utilização de tarefas de escrita integradas para dar uma melhor imagem das capacidades de escrita dos alunos.

Rahman (2013) examinou o domínio dos dispositivos coesivos por parte dos utilizadores de árabe de nível universitário, explorando em que medida os estudantes-professores de inglês de Omã e os falantes nativos de inglês diferem na utilização de dispositivos coesivos na escrita descritiva em inglês. O quadro de coesão de Halliday e Hasan foi utilizado para analisar as redacções escritas pelos dois grupos. Foi utilizada uma metodologia de investigação qualitativa para analisar a escrita dos dois grupos, a fim de revelar os pontos fortes e fracos da sua escrita. Os resultados do estudo indicaram que havia uma diferença notável entre a utilização de dispositivos coesivos pelos nativos e pelos estudantes em termos de frequência, variedade e controlo. Enquanto a escrita dos utilizadores de inglês como língua materna mostrava um equilíbrio entre o uso e a frequência de vários tipos de dispositivos coesivos, os estudantes utilizavam em demasia certos tipos (repetição e referência) e negligenciavam o uso de outros, o que frequentemente tornava os seus textos não coesos.

Purnomo (2013) realizou um estudo para descobrir os tipos de dispositivos coesivos utilizados na revista Linguistics e na revista TEFLIN e para interpretar as percentagens de dispositivos coesivos utilizados em ambas as revistas._O autor analisou 5 artigos

Os dados foram identificados pelo modelo de Halliday e Matthiessen (2004) e as percentagens foram determinadas pela fórmula de Ali. Os resultados revelam que todos os tipos de dispositivos coesivos foram utilizados para construir a coesão na revista Linguística e na revista TEFLIN. Finalmente, o autor conclui que o dispositivo coesivo lexical dominante é a repetição e o dispositivo coesivo gramatical dominante é a referência.

Ekaterina Lapshinova e Kerstin Kunz (2014) centraram-se na análise baseada em corpus de conjunções como ligações intra e intersentenciais em textos que desempenham um papel importante na organização do texto. O nosso objetivo de investigação é explorar o leque de relações conjuntivas coesivas no estrangeiro entre línguas, registos e com diferentes modos de discurso (falado vs. escrito). Para este efeito, foram desenvolvidos procedimentos semi-automáticos para a extração e anotação de relações conjuntivas num corpus inglês-alemão. Os resultados mostraram que conseguimos atingir mais de 70% de precisão e de recordação. Verificou-se também que a maioria dos casos problemáticos são causados por advérbios conjuntivos e que a sua identificação automática é especialmente difícil, uma vez que algumas formas podem servir diferentes funções coesivas e não coesivas.

Hussein Maghawry Hussein Abdelreheim (2014) analisou os laços gramaticais de coesão que os alunos de EFL dos Emirados Árabes Unidos utilizam para gerar um discurso escrito coeso e os problemas que os alunos têm ao utilizá-los.

Os resultados obtidos mostraram que os alunos utilizaram os quatro tipos de coesão gramatical: referência, substituição, elipse e conjunção, embora existam diferenças consideráveis no que respeita à sua frequência nos textos. Além disso, os alunos usaram todos os subtipos de coesão gramatical, muitas vezes com foco em dispositivos específicos dentro de cada subtipo. No entanto, 19% dos dispositivos utilizados no texto mostraram-se inadequados. A análise qualitativa revelou que os problemas encontrados pelos alunos foram principalmente a utilização incorrecta, excessiva e inadequada de alguns DGC em muitos parágrafos.

Kunz e Lapshinova-Koltunsk (2014) contrastaram as estratégias de conjunção coesiva no sistema e no texto em inglês e alemão. Utilizando metodologias informadas pela teoria, contrastaram os recursos disponíveis nas duas línguas para estabelecer explicitamente relações conjuntivas de coesão.

Além disso, discutiram os primeiros resultados da sua análise de um corpus inglês-alemão de traduções e originais, que revelou diferenças nas realizações textuais em termos de frequências e funções.

Mohammed (2015) analisou a utilização de várias formas de conjunções nos textos de estudantes em situações de inglês como língua segunda. Os resultados mostraram uma diferença significativa na utilização de "e" entre textos com classificação alta e baixa. A conjunção "e" foi considerada como tendo uma função menos unificadora, pelo que foi evitada nos textos com classificação elevada, mas vigorosamente utilizada nos textos com classificação baixa. Além disso, o estudo revelou ainda que não havia diferenças significativas no uso de outros conjuntivos.

Venkanna (2015) investigou o grau em que os alunos de ESL da turma VIII reconhecem e utilizam as conjunções como dispositivos de coesão na escrita.

Os resultados revelaram que os alunos de ESL da turma VIII foram capazes de reconhecer as conjunções como dispositivos de coesão, independentemente da tarefa e da idade. Verificou-se também que, se os alunos souberem o número de categorias de conjunções, são capazes de as utilizar aleatoriamente, ou seja, não existe qualquer relação entre as categorias de conjunções e a utilização de uma conjunção específica. Os resultados também mostraram que conjunções como E, Mas, Assim, Que, Porque, Ou Depois, Quem, Quando e Se foram usadas na escrita descritiva. E, a conjunção mais comum, foi a mais utilizada e as conjunções Quem e Ou foram as menos utilizadas.

Fallah e Rahimpour (2016) investigaram a influência da coesão na legibilidade e, consequentemente, na compreensibilidade dos textos. Para o efeito, foram utilizados quatro manuais de química. Partes dos livros foram traduzidas aleatoriamente por três grupos de tradutores. O primeiro grupo incluiu pessoas que estudaram tradução tanto na licenciatura como no mestrado, o segundo grupo incluiu pessoas que estudaram uma área científica na licenciatura e tradução no mestrado e o terceiro grupo incluiu pessoas que estudaram uma área científica tanto na licenciatura como no mestrado. Os resultados mostraram que, apesar de não haver diferença significativa entre o uso de dispositivos coesivos nos três grupos de traduções, os textos traduzidos por SaTs eram mais difíceis de ler e menos compreensíveis do que os textos traduzidos por ST e GT.

Num outro estudo, Rostami, et al. (2016) compararam e contrastaram a frequência da utilização de dispositivos coesivos nos manuais de EFL pré-universitários iranianos e nos manuais do headway, um instituto de EFL. Os resultados da ANOVA unidirecional ilustraram que existiam diferenças significativas entre as frequências dos subdispositivos coesivos gramaticais nos manuais pré-universitários iranianos e nos manuais do headway. Além disso, o resultado do teste do qui-quadrado indicou que existiam diferenças significativas entre as frequências dos subdispositivos de coesão lexical nos manuais pré-universitários iranianos de EFL e nos manuais do instituto headway.

Al- Pachachi e Naser (2016) investigaram a relação entre os textos dramáticos e os dispositivos de coesão, apresentando os dispositivos mais comuns utilizados nos textos dramáticos de adultos e de crianças e comparando as percentagens para descobrir as semelhanças e as diferenças entre os textos dramáticos de adultos e de crianças no que diz respeito à utilização destes dispositivos. Os resultados revelaram que os dispositivos de coesão são amplamente utilizados pelos dramaturgos, reflectindo o papel importante que têm na compreensão global da ideia principal do escritor. Verificou-se também que existe uma relação entre a idade dos leitores e a utilização de dispositivos de coesão, uma vez que os adultos são mais capazes de lidar com certos dispositivos do que as crianças.

Taufan (2016) investigou a utilização de dispositivos coesivos em conteúdos de blogues em inglês escritos por autores de blogues indonésios e por estudantes do departamento de inglês.

O estudo centrou-se em três problemas de investigação, a saber: (1) Que tipos de dispositivos coesivos são utilizados pelos autores de blogues indonésios; (2) Que tipos de dispositivos coesivos são utilizados pelos estudantes do departamento de inglês; e (3) Como é que os autores de blogues diferem dos estudantes do departamento de inglês na utilização de dispositivos coesivos? Os dados a analisar no estudo foram 15 textos recolhidos dos autores de blogues e 15 textos escritos por estudantes do departamento de inglês da Universidade de Muhammadiyah Malang.

Os resultados da análise revelaram que os dispositivos de coesão lexical foram utilizados com maior frequência por ambos os grupos do estudo, com 968 (47,60%) itens encontrados nos textos dos autores dos blogues e 834 (45,25%) itens ocorridos nos escritos dos alunos. As referências também foram utilizadas com frequência por ambos os grupos, com 738 (37%) itens nos textos dos autores dos blogues e 699 (36,33%) nos dos alunos. O conectivo foi o tipo seguinte, utilizado 300 (14,70%) vezes nos textos dos autores dos blogues, enquanto os alunos o utilizaram mais, com 334 (18,14%) ocorrências. Foram encontrados apenas 21 itens de substituição nos textos dos autores dos blogues e 4 nos textos dos alunos. Além disso, apenas 1 item de elipse foi encontrado num texto escrito por um autor de blogue. A análise também mostrou que os autores de blogues eram mais capazes de utilizar dispositivos coesivos mais adequados nos seus textos do que os alunos do departamento de Inglês. Foram encontrados 36 itens incorrectos nas amostras de escrita escritas pelos autores dos blogues, enquanto nos textos dos alunos foram encontrados 73 itens incorrectos. Os problemas encontrados abrangem incorrecções lexicais e gramaticais, bem como a inadequação na utilização de conectivos.

E neste estudo, como já foi referido, o investigador pretende comparar o uso de conjunções em artigos de investigação de medicina escritos por autores iranianos e não iranianos num corpus de 700 artigos médicos, adoptando a taxonomia de relações coesivas fornecida por Halliday e Hassan para estabelecer relações dentro de um texto. O investigador compara o uso de conjunções coesivas nestes dois conjuntos de artigos médicos para descobrir que conjunções coesivas têm uma frequência mais elevada, se existe concordância entre estes dois conjuntos de conjunções coesivas de frequência elevada e se existe alguma diferença significativa no uso destas conjunções coesivas nos dois corpora.

2.10. Revisão metodológica

Foi realizado um número considerável de estudos comparativos sobre artigos médicos e também há um grande número de estudos que analisam os dispositivos coesivos num determinado número de ensaios ou artigos. Alguns deles, devido ao tamanho limitado do corpus, analisaram os dados manualmente. Nesta parte, o autor analisa a metodologia dos estudos que utilizaram um corpus grande e especifica o software que cada um deles utilizou para analisar os dados.

Joy Reid (1992) efectuou uma análise de texto por computador de quatro dispositivos de coesão (pronomes, conjunções coordenadas, aberturas de conjunções subordinadas e preposições) no discurso inglês de escritores nativos e não nativos. O Writer's Workbench (WWB), um programa informático de análise de texto originalmente desenvolvido pela AT&T/Bell Laboratories, foi utilizado para analisar as quatro variáveis de coesão no corpus. (1992: 79) Joy Reid escreve que, embora o WWB seja relativamente sofisticado e exato entre os programas informáticos de análise de texto, continua a ter limitações. Neste estudo, por exemplo, só foi possível efetuar a análise dos abridores de conjunções subordinativas porque as conjunções subordinativas no interior da frase ocorrem como várias partes do discurso; consequentemente, não podem ser identificadas com precisão pelo WWB. Estas limitações reduzem a quantidade e, nalguns casos, a qualidade da informação para análise e interpretação. No entanto, a oportunidade de análise de corpora de grande escala deve ser aproveitada. Este estudo analisou 768 ensaios escritos em inglês por falantes nativos de árabe, chinês, espanhol e inglês, com o objetivo de determinar se existiam diferenças distintivas e quantificáveis na utilização de quatro dispositivos de coesão entre as quatro origens linguísticas (1992: 81).

Rahime Nur Aktas (2005), num estudo comparativo, baseado num corpus, das funções dos "substantivos de casca" como dispositivos de coesão na escrita académica, utilizou o software de concordância MonoConc Pro para contar as frequências dos substantivos de casca. Este estudo comparou as funções dos substantivos abstractos previamente definidos como "shell nouns" (Schmid, 2000) para criar coesão em textos académicos escritos por autores profissionais publicados e estudantes internacionais de pós-graduação. Para fazer esta comparação, foram recolhidos dois corpora de artigos de investigação, um de estudantes internacionais de pós-graduação e outro de autores publicados, de 6 disciplinas académicas diferentes (Arte e Design, Biologia, Informática, Economia, Engenharia do Ambiente e Física e Astronomia).

Os 35 substantivos shell foram investigados com o objetivo de descobrir os padrões de frequência em ambos os corpora. Os seis substantivos de concha identificados como os mais comuns no corpus publicado foram comparados qualitativamente entre os escritos dos autores publicados e os dos estudantes internacionais de pós-graduação, e posteriormente analisados quanto às funções coesivas através de diferentes padrões léxico-gramaticais nos dois corpora (Hinkel, 2004).

Lina Bikeliene (2008), no seu estudo sobre conectores resultativos na escrita em inglês de aprendentes lituanos avançados, utilizou o software TextSTAT-2 (Huning, 2000/2007) para a extração de conectores. Utilizou a Análise Contrastiva da Interlíngua na metodologia, porque esta "estabelece comparações (...) entre variedades nativas e aprendentes de uma mesma língua" (Granger 1996: 43).

Anna Trebits (2009), no seu estudo sobre a análise da coesão conjuntiva em documentos da UE em língua inglesa, baseado num corpus, utilizou a função de concordância do programa informático WordSmith para examinar as conjunções mais frequentes no contexto e revelar os seus padrões de utilização mais importantes.

Foi criado um corpus de inglês da UE com cerca de 200 000 palavras correntes, utilizando textos que representam os diversos domínios de atividade da UE. A análise comparou a utilização de conjunções em textos relacionados com a UE e em textos em inglês geral, utilizando a base de dados do British National Corpus (BNC) (2009: 199). A autora utilizou os programas informáticos Lexical Frequency and Range de Heatley, Nation e Coxhead (2002) para estabelecer a lista de frequências do corpus e compará-la com a lista das conjunções mais frequentes na parte escrita do British National Corpus (BNC Written), que compreende 89 800 000 tokens. As listas de frequência obtidas permitiram-lhe (1)elaborar a lista das conjunções mais frequentes no Corpus do Inglês da UE e (2) comparar os dois corpora em termos das categorias das conjunções usadas. Para examinar as conjunções mais frequentes em contexto e revelar os seus padrões de uso mais importantes, utilizou a função de concordância do programa informático WordSmith (Scott, 1996).

Como um dos objectivos deste estudo era comparar o uso de conjunções no inglês geral e no inglês da UE, as listas de concordância do BNC Written foram também examinadas para comparar algumas das conjunções mais frequentes em ambos os corpora. Finalmente, foram seleccionadas amostras de concordâncias do CEUE para conceber actividades que ajudem os alunos a adquirir algumas competências discursivas importantes (2009: 204).

Laura Centonze (2013) realizou uma análise baseada em corpus sobre as conjunções no discurso académico do ELF, utilizando o TextSTAT 2.9 para extrair automaticamente todas as instâncias de conjunções no corpus constituído por cinco entrevistas e cinco conversas em contextos académicos multiculturais (aproximadamente 4.000 palavras cada). A autora procurou saber até que ponto certas conjunções são mais restritas do que outras em termos de uso (cf. Leung 2005) em ambos os tipos de eventos de discurso, apesar do grande número de opções disponíveis para o falante, e como algumas das suas propriedades se tornaram 'hibridizadas' (por exemplo, e) em contextos multiculturais (2013: 7).

Hussein Maghawry Hussein Abdelreheim (2014), em uma análise de discurso baseada em corpus de dispositivos coesivos gramaticais usados em ensaios expositivos, analisou o corpus de acordo com a estrutura de coesão gramatical de Halliday e Hasan (1976), usando a ferramenta de concordância de software baseada na webWmatrix3. Esta é uma ferramenta de software de processamento de corpus baseada na web que permite a análise macroscópica de um texto para informar a microscópica (Rayson 2002). Por outras palavras, ao analisar as características de todo um corpus; através da integração da etiquetagem de parte do discurso e da etiquetagem semântica lexical numa tal ferramenta de definição de perfis, este software permite aos investigadores examinar a utilização de características linguísticas específicas, incluindo categorias gramaticais chave e conceitos-chave. Paquot (2010, p. 36) explica que o Wmatrix "... dá aos investigadores acesso a várias ferramentas de anotação e recuperação de corpus". No entanto, no âmbito do atual corpus do aprendente. O software Wmatrix3 não conseguiu fazer uma análise clara dos GCDs; se eles tinham força coesiva interna ou não, nem conseguiu detetar elipses ou muitas instâncias de substituição. Por conseguinte, a ocorrência coesiva e a frequência de todas as DGC tiveram de ser analisadas manualmente.

Javad Gholami, et al. (2012), no seu estudo que investigou as conjunções como uma categoria de dispositivos coesivos gramaticais em artigos de investigação sobre biomedicina e linguística aplicada escritos por autores iranianos, utilizou os softwares Textanz e Word List Expert para calcular a frequência das conjunções. Estes softwares são contadores avançados de frequência de letras e palavras.

Capítulo 3

MÉTODO

3. 1. Visão geral

Este capítulo apresenta os diferentes passos metodológicos adoptados para a realização deste estudo. Começa com uma descrição detalhada da recolha dos dois corpora utilizados no estudo. Segue-se a descrição das diferentes ferramentas que foram utilizadas para analisar os dados. Por fim, é apresentada a análise dos dados, incluindo as questões de investigação relacionadas e as etapas da análise dos dados.

3. 2. Recolha de dados

Foram utilizados dois corpora neste estudo. Um corpus era constituído por artigos de investigação médica publicados, escritos por autores não iranianos, e o outro era um corpus de artigos de investigação médica escritos por autores iranianos. A Tabela 3.1 apresenta informações sobre o tamanho dos corpora e a amostragem.

Tabela 3.1: Descrição de dois corpora

3.2.1. Corpus de artigos de investigação médica publicados, escritos por autores não iranianos

O corpus de artigos médicos não iranianos é constituído por 400 artigos publicados entre 2009 e 2015. Os artigos provêm principalmente de revistas como Trends in genetics (TIG), Nature Reviews, Genetics e Alzheimer's & Dementia: The Journal of the Alzheimer's Association. O investigador

Corpus	Número de artigos	Número de palavras
Autores não iranianos	400	4,505,492
Autores iranianos	400	1,588,430

descarregou estes artigos de ncbi.nlm.nih.gov/pubmed. São 4.505.492 palavras.

3.2.2. Corpus de artigos de investigação médica publicados por autores iranianos

O corpus de artigos médicos iranianos é constituído por 400 artigos publicados entre 2009 e 2015. Os artigos provêm principalmente de revistas como o International Journal of Preventive Medicine, o Journal of Research in Medical Sciences e o DARU Journal of Pharmaceutical Sciences. Também foram descarregados de ncbi.nlm.nih.gov/pubmed. Este corpus tem 1.588.430 palavras.

3.3. Ferramentas de investigação

3.3.1. AntConc

O software AntConc 3.4.4w, utilizado no presente estudo, é uma das ferramentas de análise linguística baseada em corpus mais utilizadas. Foi desenvolvido pelo Dr. Laurence Anthony, professor na Universidade de Waseda, no Japão (http://www. antlab.sci.waseda. ac. jp/resume. html, 2014-10-20).

O AntConc é uma ferramenta gratuita de análise de corpus e de concordância, que inclui uma série de funções, tais como concordância, clusters, collocates, lista de palavras, lista de palavras-chave, N-gramas. Existem muitas versões diferentes do software, como a AntConc 3.4.4w utilizada neste artigo, e as versões anteriores AntConc 3.2.4, AntConc 3.1.2, AntConc 3.2.0, AntConc 3.3.0, AntConc 3.3.5, etc., com algumas pequenas diferenças, por exemplo, na interface do utilizador. Tendo em conta vários factores, finalmente escolhemos o AntConc 3.4.4w como a melhor versão. Este software está disponível no sítio Web do Dr. Laurence Anthonyhttp://www.antlab .sci. waseda.ac. jp/ antconc_index.html, e é atualizado gratuitamente com regularidade.

A credibilidade da ferramenta de corpus AntConc foi comprovada por investigações anteriores (Mingyao Chen et al., 2014; Ahmad Alibabaee et al.2012; Wang, 2009; Wei et al.2005)

A interface do utilizador do AntConc 3.4.4w é muito fácil de utilizar, e os ficheiros ".txt" que incluem listas de palavras podem ser carregados através das opções avançadas para uma pesquisa mais conveniente. A distribuição geral dos itens pesquisados é mostrada em "Concordance Plot" e os contextos detalhados de cada palavra recuperada podem ser vistos em "File Views".

3.3.2. Aiseesoft PDF Converter Ultimate

O Aiseesoft PDF Converter Ultimate Versão 3.2.6, utilizado no presente estudo, é o conversor de PDF mais profissional. 1. Converte PDF para Microsoft Office 2007 (Word/Excel/Powerpoint), ePub, HTML, RTF, Texto e imagem (TIFF/JPEG/PNG/GIF/BMP/TGA/PPM/JPEG2000). 2. Comparado com o Adobe Acrobat (o conjunto de leitor e editor de PDF), este software de conversão de PDF é suficientemente forte para lhe permitir converter as páginas PDF seleccionadas de modo a satisfazer as necessidades da sua impressora. 3. Este conversor de PDF é suficientemente seguro para proteger a sua privacidade quando converte ficheiros PDF privados para Microsoft Word (.docx) ou Excel (.xlsx) para edição no seu próprio Windows 10/8/7/Vista/XP, em comparação com o download de ficheiros PDF convertidos a partir de um conversor de PDF online gratuito. 4. A tecnologia OCR avançada pode reconhecer mais de 190 idiomas (alemão, francês, japonês, latim, coreano, turco, tailandês, grego, cirílico, árabe, chinês, etc.), para distinguir o texto de ficheiros PDF digitalizados e baseados em imagens e, em seguida, converter ficheiros PDF, mantendo o gráfico original, textos, imagens, formato e layout com precisão. 5. Este conversor de PDF é fácil de converter vários ficheiros PDF para diferentes formatos de saída com apenas um clique. (Descrição do Editorhttp: //aiseesoft-pdf- converter-ultimate.pt.softonic.com/)

3.3.3. Total Assistant 2.6.0

O Total Assistant é um utilitário útil para tradutores e outros que necessitam de produzir facilmente contagens de palavras, caracteres ou linhas para um ou mais ficheiros. São tratados muitos formatos de ficheiros, incluindo Word, Acrobat PDF, HTML, PowerPoint e Excel, texto simples, RTF e outros. Os ficheiros podem ser simplesmente arrastados e largados a partir do Explorador do Windows ou adicionados a partir do menu de ficheiros do Total Assistant. Podem ser adicionados vários ficheiros ao mesmo tempo, o que torna muito rápida a obtenção de uma contagem total de muitos ficheiros. O Total Assistant inclui o texto não incluído nas Propriedades do Ficheiro produzidas pela Microsoft. Por exemplo, a Microsoft ignora as caixas de texto no Word e o PowerPoint ignora o texto nas tabelas inseridas no Word ou nas folhas de cálculo do Excel.

Os detalhes do resumo produzido pelo Total Assistant mostram as contagens de cada ficheiro e o total de todos os ficheiros. Este resumo pode ser colado na área de transferência e depois copiado para e-mails, folhas de cálculo e outros documentos. (Descrição do Editor; http://total-assistant.soft112.com/)

3.4. Análise de dados

Esta investigação adoptou a seguinte metodologia para investigar o uso de conjunções coesivas num corpus que consiste em dois conjuntos de artigos médicos, um composto por artigos médicos escritos por autores iranianos e outro composto por artigos médicos escritos por autores não iranianos, para descobrir quais as conjunções coesivas com maior frequência, se havia concordância entre estes dois conjuntos de conjunções coesivas de elevada frequência e se havia alguma diferença significativa no uso destes dois conjuntos de conjunções coesivas nos dois conjuntos de artigos.

Em primeiro lugar, o investigador construiu o corpus médico. Os artigos médicos foram descarregados através do Pub Med, que é um arquivo gratuito de texto integral da literatura de revistas biomédicas e de ciências da vida da National Institutes of Health's National Library of Medicine (NIH/NLM) dos EUA, estavam em formato PDF e o investigador converteu-os para o formato de texto, de modo a serem reconhecíveis pela ferramenta seguinte que foi utilizada neste estudo, o AntConc. Para a conversão foi utilizado o Aiseesoft PDF Converter Ultimate Version 3.2.6.

3. 4. 1. Análise quantitativa

Com base em Halliday e Hasan (1976), a Tabela 3.2 apresenta algumas palavras e expressões conjuntivas que entram na coesão:

Tabela 3.2: Tipos de conjunções

Tipos de conjunção

Aditivo	Adversativo	Causal	Temporal
simples:	*propriamente dito:*	*geral:*	*simples:*
e, nem, ou	ainda, mas, no entanto	por isso, por causa de, assim	depois, a seguir, depois
complexo:	*contrastivo:*	*específico:*	*complexo:*
Além disso, em além disso, para além de	mas, por outro lado, de facto, de facto, no	por esta razão, como um resultado, para este	de uma só vez, desta vez, o da última vez, entretanto, no
que, além disso	mesmo tempo	Objetivo	neste momento, até lá

comparativo:	*correctiva:*	*condicional:*	*sequencial/ conclusivo:*
da mesma forma, da mesma forma,	em vez disso, no pelo contrário, pelo	então, ao abrigo do	no início, no fim;
por outro lado	menos	circunstâncias	finalmente, finalmente
appositivo:	*desdenhoso:*	*respetivo:*	*aqui e agora*
Quero dizer, noutros	em qualquer caso, de qualquer maneira.	a este respeito, com	*resumindo:*
palavras, por exemplo, Assim	em todo o caso	a este respeito, caso contrário	até agora, até agora apontar; resumir, de forma breve

No caso deste estudo, foram seleccionadas 120 conjunções e, de acordo com o modelo de Haliday e Hassan, divididas em quatro subtipos: aditivas, adversativas, causais e temporais.

As conjunções de cada subtipo são enumeradas a seguir:

Tabela 3.3: Classificação de 120 conjunções seleccionadas em grupos de conjunções coesivas de subtipo

Aditivo	*e, também, bem como, nem, nem, ou, ou, ou então, nem, mais, além disso, além disso, além disso, além disso,* *além disso, além disso, e outra coisa, acrescentar a isto, alternativamente, por outras palavras, incidentalmente, a propósito, isto é, isto é, quero dizer, por outras palavras, por exemplo, por* *por exemplo, do mesmo modo, similarmente, da mesma forma, por outro lado, por/em contraste, inversamente*
Adversativo	*no entanto, embora, apenas, mas, no entanto, apesar disso, apesar disso, mesmo assim, em qualquer caso/acontecimento, em qualquer caso/acontecimento, de qualquer forma, de qualquer maneira, de qualquer modo, de qualquer forma, em qualquer caso, que pode ser, e, por outro lado, ao mesmo tempo, contra isso, de facto, como*
Causal	*aliás, na verdade, para dizer a verdade, na verdade, em vez disso, antes, pelo contrário, pelo menos, antes, quero dizer.* *Assim, portanto, por isso, por isso, consequentemente, por causa disso,*

Temporal	
	então, nesse caso, em tal caso, sob essas circunstâncias, sob as circunstâncias, de outra forma, sob outras circunstâncias, segue-se, por essa razão, decorrente disso, para esse fim, para, porque, a esse respeito, porque, a esse respeito, em relação a isso, a outros aspectos, além disso.
	Depois, a seguir, a seguir, logo a seguir, nesse momento, anteriormente, antes, primeiro, no início, no fim, finalmente, em *por último, eventualmente, de uma só vez, logo, em breve, atualmente, desta vez, da próxima vez, no dia seguinte, 2 minutos depois, entretanto, durante todo este tempo, por esta altura, até então, no momento seguinte, neste momento, aqui, a partir de agora, doravante, para resumir, para retomar.*

Na etapa seguinte, foi utilizado o programa informático AntConc 3.4.4w para calcular a frequência da lista selecionada de conjunções coesivas, que era uma lista de mais de 100 conjunções.

O AntConc 3.4.4w tem várias páginas, cada uma das quais analisa textos com base num determinado objetivo. As páginas são designadas por concordância, gráfico de concordância, visualização de ficheiros, clusters, lista de palavras e lista de palavras-chave. Tendo em conta os objectivos do presente estudo, a página da lista de palavras foi selecionada para gerar listas de palavras para os ficheiros seleccionados. Quando o utilizador selecciona um ficheiro, é automaticamente gerada uma lista de palavras com base nos critérios apresentados na barra de botões situada na parte inferior da página. Estes critérios podem ser alterados para produzir listas de palavras ordenadas por frequência ou alfabeticamente e com as frequências apresentadas ou omitidas ou apresentadas em ordem invertida.

O número de diferentes conjunções foi calculado pelo software Ant Conc 3.4.4w e o número total de palavras foi calculado pelo software Total Assistant. O corpus de artigos médicos iranianos consistia em 1 588 430 palavras e o corpus de artigos médicos não iranianos tinha 4 505 492 palavras. No total, o nosso corpus era constituído por 6 093 922 palavras. Por conseguinte, foi calculada a frequência de cada conjunção. Para calcular a frequência das conjunções, utilizámos uma fórmula em que o número de frequências obtido do AntConc foi dividido pelo número total de palavras do corpus. Assim, por exemplo: se a conjunção "next" foi encontrada 474 vezes no corpus de artigos médicos não iranianos que tinha 4.505.492 palavras, então (474/4505492) = 0,0001; finalmente multiplicámos o resultado por 1000, para facilitar a interpretação.

Esta é a fórmula utilizada:

Frequência de conjunções = (número de conjunções diferentes / número total de palavras) * 1000

Depois disso, realizámos um estudo comparativo entre os dois corpora, considerando a frequência de conjunções coesivas em cada corpus.

Nesta secção, serão apresentados os pormenores da análise quantitativa. O Quadro 3.3 apresenta uma visão geral da análise de dados, incluindo as questões de investigação relacionadas e as etapas da análise de dados.

Tabela 3.4: Questões de investigação e análise dos dados

Questão de investigação	Objetivo	Método de Análise	Etapas de análise
Que conjunções coesivas no corpus introduzido têm uma frequência mais elevada?	Análise da frequência de 120 conjunções coesivas nos dois corpora	Quantitativo	1. Dividir as conjunções de acordo com o modelo de Halliday e Hasan em quatro subtipos; aditivo, adversativo, casual, temporal. 2. Análise de 120 conjunções no corpus de artigos médicos não iranianos com AntConc. de artigos médicos iranianos com AntConc. 4. Identificar a frequência de cada conjunção no grupo de subtipos
Existe uma concordância entre estas duas conjuntos de conjunções coesivas mais frequentes?	Comparação da frequência de coesões as conjunções dos artigos iranianos com as dos artigos não iranianos	Quantitativo	5. Identificação de conjunções com a sua frequência específica.
	Comparação de moedas	Quantitativo	1. calcular a frequência total nos quatro grupos de subtipos para cada corpus e ter uma comparação entre dois corpora. Realização de um teste t sobre os resultados obtidos na resposta à segunda questão de investigação
E, finalmente, existe alguma diferença significativa na utilização destes dois conjuntos de conjunções coesivas nos dois conjuntos de artigos?			

Após o cálculo destas características, os dados brutos foram analisados através da realização do teste do qui-quadrado para verificar se as diferenças entre as conjunções coesivas nos dois corpora eram estatisticamente significativas ou não. Para a análise estatística das conjunções coesivas, foi aplicado o teste do qui-quadrado de independência com o software SPSS 13.0. Os resultados obtidos da estatística descritiva e inferencial são apresentados na secção seguinte.

Capítulo 4

ANÁLISE DOS DADOS E RESULTADOS

4. 1. Visão geral

Após a recolha de todos os dados, estes foram analisados quantitativa e qualitativamente para cumprir os objectivos definidos para este estudo, tal como descrito no capítulo anterior. Este capítulo apresenta os resultados dessas análises. Na secção seguinte, apresentam-se os resultados dos subtipos de análise das conjunções coesivas:

4.2. Conclusões baseadas em dados descritivos

Como já foi referido, as conjunções seleccionadas foram divididas em quatro grupos ou subtipos (de acordo com o modelo de Halliday e Hassan): aditivo, adversativo, casual e subtipo temporal. As tabelas seguintes mostram os resultados do cálculo da frequência de cada conjunção no grupo do respetivo subtipo em ambos os corpus e a frequência total desse subtipo de conjunção coesiva.

4.2.1. Tamanhos de dois corpora

O quadro 4.1. apresenta as estatísticas descritivas para os dois corpora: corpus de artigos médicos escritos por autores iranianos e corpus de artigos médicos escritos por autores não iranianos.

Tabela 4.1: Estatísticas descritivas de dois corpora

Corpus	Número de palavras	percentagem
Não iraniano	4505492	73.9
iraniano	1588432	26
Total	6093922	100

Como se pode ver no quadro, os dois corpora têm tamanhos diferentes, pelo que, para tornar a investigação mais científica e os resultados mais convincentes, e para facilitar a comparação, será utilizado o método do rácio para tratar os dois conjuntos de figuras nas partes seguintes desta secção.

4.2.2. Análise das conjunções aditivas

Os resultados obtidos das estatísticas descritivas para o subtipo aditivo são aqui apresentados.

Tabela 4.2: Estatísticas descritivas para conjunções aditivas em corpora iranianos e não iranianos

Não.	Aditivo Conjunções	Frequência	Rácio* 1000	Aditivo Conjunções	Frequência	Rácio* 1000
1	E	119118	26.44	E	48807	30.73
2	Ou	18744	4.16	Ou	3879	2.44
3	Também	6455	1.43	Também	2160	1.36
4	Mais	1850	.41	Além disso	404	.25
5	Ou	1235	.27	Mais	323	.20
6	Além disso	555	.12	além disso	308	.19
7	Da mesma forma	508	.11	Ou	164	.10
8	Além disso	482	.10	Da mesma forma	83	.05
9	Adicionalmente	316	.070	Além disso	74	.04
10	Nem	185	.04	Adicionalmente	40	.025
11	Nenhum dos dois	167	.037	Nem	37	.023
12	Em alternativa	137	.030	Nenhum dos dois	31	.019
13	Da mesma forma	104	.023	Da mesma forma	15	.009
14	Por outro lado	90	.019	Por outro lado	11	.006
15	Além disso	57	.012	Em alternativa	7	.004
16	A propósito	10	.002			
17	Para além disso	6	.001			
18	Por exemplo	5	.001			
19	Da mesma forma	2				
20	Por exemplo	1				
21	Isto é	1				

As conjunções aditivas mais frequentes no corpus iraniano foram "e", "ou" e "também". "Likewise", "conversely" e "alternatively" foram as menos frequentes. No corpus não iraniano, "and", "or", "also", "further" e "either" tiveram a frequência mais elevada e "for example", "in the same

		iraniano	35.44
Aditivos		Não iraniano	33.27

way", "for instance" e "that is" foram as menos frequentes. Assim, como mostra a tabela 4.2, " and", "or" e also foram os mais frequentes em ambos os corpora.

Tabela 4.3: Frequência de conjunções aditivas em dois corpora

4.2.3. Análise deAdversative Conjunções

A Tabela 4.4 mostra os resultados obtidos das estatísticas descritivas para o subtipo adversativo.

Tabela 4.4: Estatísticas descritivas das conjunções adversativas no corpus iraniano e não iraniano

Não.	Adversativo Conjunções	Frequência	Rácio*1000	Adversativo Conjunções	Frequência	Rácio*1000
1	No entanto	1130	.71	Mas	4809	1.06
2	Mas	1115	.7	Apenas	3726	.82
3	Apenas	878	.55	No entanto	3295	.73
4	Embora	105	.066	bastante	596	.13
5	Em vez disso	99	.062	ainda	568	.126
6	Em vez disso	93	.058	Embora	353	.078
7	ainda	79	.049	Em vez disso	306	.067
8	no entanto	61	.038	No entanto	163	.036
9	De facto	34	.021	Pelo contrário	125	.027
10	De qualquer	3	.001	Qualquer que seja	7	.001
11	De qualquer	1	.001			
12	Qualquer que seja	1				

	Não iraniano	3.07
Adversários	iraniano	2.25

As conjunções adversativas mais frequentes no corpus iraniano foram "however", "but" e "only". "Anyway", "anyhow" e "whichever" foram as menos frequentes. No corpus não iraniano, "mas", "apenas" e "no entanto" tiveram a frequência mais elevada e "pelo contrário", "qualquer que seja" e "na verdade" foram as menos frequentes. Assim, como mostra a tabela 4.4, "but", "only" e "however" foram os mais frequentes em ambos os corpora.

Tabela 4.5: Frequência de conjunções adversativas em dois corpora

4.2.4. Análise das conjunções casuais

Os resultados obtidos das estatísticas descritivas para o subtipo ocasional são apresentados a seguir.

**Tabela 4.6: Estatísticas descritivas das conjunções casuais no corpus
iraniano e não iraniano**

Não.	Casual Conjunções	Frequência	Rácio*1000	Casual Conjunções	Frequência	Rácio*1000
1	Por	734	.46	Porque	2246	.49
2	Porque	673	.42	Assim	1853	.41
3	Assim	566	.35	portanto	1434	.32
4	Assim	369	.23	Assim	1011	.22
5	Daí que	277	.17	Daí que	334	.074
6	consequentem	74	.046	caso contrário	234	.051
7	Caso	62	.039	consequentemen	145	.032

Como mostra a tabela 4.8, "portanto" e "porque" são as conjunções casuais mais frequentes em ambos os corpora e "consequentemente", "caso contrário" e "daí" estão entre as menos frequentes.

Tabela 4.7: Frequência de conjunções casuais em dois corpora

iraniano

Casuais	1
Não iraniano	1

4.2.5. Análise das conjunções temporais

São apresentados quadros que mostram os resultados obtidos das estatísticas descritivas para o subtipo temporal.

**Tabela 4.8: Estatísticas descritivas das conjunções temporais no corpus
iraniano e não iraniano**

Não.	Conjunções	Frequência	Rácio*1000	Conjunções	Frequência	Rácio*1000
1	primeiro	1360	.85	Primeiro	2533	.56
2	Depois	716	.45	Depois	1627	.36
3	Aqui	279	.17	anteriormente	876	.19
4	finalmente	250	.157	Aqui	874	.19
5	Seguinte	179	.11	finalmente	639	.14
6	anteriormente	131	.082	Seguinte	474	.1
7	eventualmente	26	.016	eventualmente	104	.021
8	entretanto	21	.013	Em breve	90	.019
9	em breve	15	.009	atualmente	25	.005
10	posteriorment	12		entretanto	24	.005
11	a partir de	3		até agora	9	
12	atualmente	1	.009	posteriormente	7	*.004*
13				nesse momento	5	
14				a partir de	1	

Como mostra a tabela 4.8, "primeiro" e "depois" foram as conjunções temporais mais frequentes nos corparas iranianos e não iranianos e "daqui em diante" e "depois" foram as menos frequentes.

Tabela 4.9: Frequência de conjunções temporais em dois corpora

4.3. Conclusões baseadas em

Temporais	Não iraniano	1.59
	iraniano	1.86

Estatística inferencial

As hipóteses da investigação foram as seguintes 1) Há concordância entre as frequências de conjunções coesivas em dois corpora; artigos médicos escritos por iranianos e artigos médicos escritos por não-iranianos e 2) Há diferença significativa no uso desses dois conjuntos de conjunções coesivas nos conjuntos de artigos. O teste t foi realizado e, como os seus detalhes vêm a seguir, o resultado confirmou a primeira hipótese, mas rejeitou a segunda; ou seja, "Há concordância entre as frequências das conjunções coesivas nestes dois conjuntos de artigos", mas "Não há diferença significativa na utilização destes dois conjuntos de conjunções coesivas nos conjuntos de artigos".

4.3.1. Temas para análise

Breve descrição do teste de independência do qui-quadrado

Qui-quadrado: Um teste de relações

Um teste do qui-quadrado investiga se existe uma relação entre duas variáveis categóricas. A questão é se existe uma relação entre o número de pessoas em cada categoria.

Um teste do qui-quadrado para independência tem os seguintes atributos:

• Tem exatamente duas variáveis.

• Cada variável tem dois ou mais níveis (categorias) dentro de si, de modo que o nome da variável é uma palavra que generaliza (por exemplo, género, grupo experimental, origem L1).

• Não é possível calcular as médias das variáveis; apenas se pode contar quantos estão em cada categoria.

• Todas as variáveis são categóricas.

• As variáveis não podem ser necessariamente definidas como independentes e dependentes (com uma estrutura de causa e efeito), embora o possam ser (Larson-Hall, J. ,2015).

4.3.1.1 Teste Qui-Quadrado de Independência para Aditivos

O teste do qui-quadrado utilizado é apresentado no Quadro 4.10.

Tabela 4.10. Teste Qui-Quadrado de Independência para Aditivos

	Valor	df	Asymp. Sig. (2 lados)
Qui-quadrado de Pearson	24.993[a]	27	.575
Rácio de verosimilhança	34.627	27	.149
Associação linear por linear	.622	1	.430
N de casos válidos	33		

a. 56 células (100,0%) têm uma contagem esperada inferior a 5. A contagem mínima esperada é .48.

O teste do qui-quadrado não indicou uma associação significativa entre a frequência dos aditivos nos artigos médicos iranianos e a frequência dos aditivos nos artigos médicos não iranianos.

4.3.1.2 Teste Qui-Quadrado de Independência para Adversários

O teste do qui-quadrado utilizado é apresentado no Quadro 4.11.

Tabela 4.11: Teste Qui-Quadrado de Independência para Adversativas

	Valor	df	Asymp. Sig. (2 lados)
Qui-quadrado de Pearson	18.327[a]	18	.434
Rácio de verosimilhança	25.245	18	.118
Linear por linear Associação	.471	1	.493
N de casos válidos	21		

a. 38 células (100,0%) têm uma contagem esperada inferior a 5. A contagem mínima esperada é .48.

Os resultados da Tabela 4.11 revelam que não há diferença significativa no uso de conjunções coesivas adversativas nos dois corpora.

4.3.1.3. Teste Qui-Quadrado de Independência para Casuals

O teste do qui-quadrado utilizado é apresentado no Quadro 4.12.

Quadro 4.12: Teste Qui-Quadrado de Independência para os Casuais

	Valor	df	Asymp. Sig. (2 lados)
Qui-quadrado de Pearson	14.000[a]	13	.374
Rácio de verosimilhança	19.408	13	.111
Associação linear por linear	.034	1	.854
N de casos válidos	14		

a. 28 células (100,0%) têm uma contagem esperada inferior a 5. A contagem mínima esperada é 0,50.

Os resultados indicam que não existe uma diferença significativa na utilização de conjunções coesivas casuais nos dois corpora.

4.3.1.4. Teste Qui-Quadrado de Independência para Temporais

O teste do qui-quadrado utilizado é apresentado no Quadro 4.13.

Tabela 4.13: Teste Qui-Quadrado de Independência para Temporais

	Valor	df	Asymp. Sig. (2 lados)
Qui-quadrado de Pearson	21.000[a]	16	.179
Rácio de verosimilhança	29.065	16	.024
Associação linear por linear	.187	1	.665
N de casos válidos	21		

a. 34 células (100,0%) têm uma contagem esperada inferior a 5. A contagem mínima esperada é .48.

Os resultados indicaram que não existe uma diferença significativa na utilização de conjunções coesivas temporais nos dois corpora.

Capítulo 5

DEBATES E CONCLUSÕES

5.1. Visão geral

Este estudo investigou artigos médicos escritos por autores nativos e não nativos para obter uma visão mais profunda das conjunções coesivas que são mais utilizadas em artigos médicos. Explorou-se a frequência das conjunções coesivas (com base em Halliday e Hasan, 1976) nos dois conjuntos de artigos e apresentaram-se duas listas de conjunções coesivas mais frequentes para cada um dos dois grupos (questão de investigação 1).

Um outro objetivo era comparar estas duas listas de conjunções coesivas altamente frequentes, a fim de realçar quaisquer semelhanças ou diferenças e responder à segunda questão de investigação; se existe concordância entre estes dois conjuntos de conjunções coesivas altamente frequentes e, finalmente, procurar a resposta à terceira questão de investigação; se existe alguma diferença significativa na utilização destes dois conjuntos de conjunções coesivas altamente frequentes nos dois conjuntos de artigos. Este capítulo apresentará o resumo dos resultados, discutirá as limitações do estudo e fornecerá algumas sugestões para pesquisas futuras.

5.2. Resumo do estudo

Resumindo, o presente estudo foi uma tentativa de investigar artigos médicos escritos por autores iranianos e não iranianos para obter uma visão mais profunda das conjunções coesivas que são mais usadas em artigos médicos e também fazer uma comparação entre elas em dois corpora.

De acordo com os resultados da análise de frequências, verificou-se que, no corpus de artigos médicos não iranianos, o subtipo aditivo tinha a maior frequência entre os quatro grupos de subtipos. A frequência mais baixa foi a do subtipo temporal.

As adversativas ocupam o segundo lugar e as casuais o terceiro no que respeita à sua frequência. Nos artigos médicos iranianos, o resultado foi quase o mesmo, exceto pelo facto de que, em contraste com o corpus não iraniano, os casuais ocuparam o segundo lugar e os adversativos o terceiro no que diz respeito à sua frequência. Os resultados estão de acordo com os estudos de Trebits (2009) e Ketabi (2012) no que diz respeito ao subtipo mais frequente e menos frequente, respetivamente. Anna Trebits, 2009, investigou a coesão conjuntiva em documentos da UE em língua inglesa. No seu estudo, tal como no presente, os aditivos foram, de longe, a categoria mais frequente de coesão conjuntiva. Também está de acordo com um estudo efectuado por Hussein Abdelreheim sobre dispositivos de coesão gramatical. Ele relatou que, no que respeita aos subtipos de conjunção, os resultados mostram que 52 uso alargado do aditivo (50%). Corresponde também ao ponto de vista de Halliday e Hassan (1976); são de longe as mais recorrentes de todas as "relações conjuntivas" (Halliday e Hassan 1976, p. 226).

Noutro estudo realizado por Saeed Ketabi e Ali Asghar Jamalvand , em 2012, sobre os dispositivos de conjunção em textos de direito internacional inglês e na sua tradução para farsi, tal como no presente estudo, a subcategoria menos frequente foi a dos dispositivos temporais, mas o dispositivo mais frequentemente utilizado nos textos de amostra do corpus paralelo foi o subtipo adversativo.

Os resultados do teste t realizado indicaram que não havia uma diferença estatisticamente significativa na utilização de conjunções coesivas nos dois corpora; em consonância com o resultado obtido num estudo realizado por Masoud Zoghi e Elnaz Reshadi sobre laços lexicais utilizados em artigos de ciências médicas escritos por autores iranianos e ingleses. Os resultados do estudo indicaram que não havia uma diferença estatisticamente significativa na utilização de laços lexicais nos resumos, na introdução e nas secções de discussão e conclusão dos artigos de ciências médicas em inglês.

5.3. Discussão dos resultados das questões de investigação 1, 2 e 3.

A primeira pergunta de investigação incidiu sobre a análise da frequência das conjunções coesivas no corpus introduzido. De acordo com os resultados da análise de frequência, verificou-se que, no corpus de artigos médicos não iranianos, o subtipo aditivo tinha a frequência mais elevada entre os quatro grupos de subtipos. A frequência mais baixa foi a do subtipo temporal. Os adverbiais ocupam o segundo lugar e os casuais o terceiro, no que respeita à sua frequência. Nos artigos médicos iranianos, o resultado foi quase o mesmo, exceto pelo facto de, em contraste com o corpus não iraniano, os informais ocuparem a segunda posição e os adversativos a terceira posição em termos de frequência. A prevalência de aditivos justifica-se pelo facto de muitos artigos médicos serem geralmente de natureza descritiva e/ou prescritiva.

A segunda questão de investigação perguntava se existe concordância entre os dois conjuntos de conjunções coesivas de alta frequência obtidos a partir da questão de investigação 1.

Depois de analisar o subtipo aditivo (incluindo 33 itens) no corpus não iraniano, através do software AntConc, foram listados 21 itens de conjunção aditiva. Efectuando a mesma análise para o corpus iraniano, foi extraída uma lista de 15 itens de conjunção aditiva. No subtipo aditivo *"que"*, em ambos os corpora, foi o primeiro no que respeita à sua frequência, *"e"*, *"ou"* e *"também"* ficaram no topo da tabela descendente de frequência em ambos os corpora. *E,* dentro da subcategoria aditiva, em ambos os corpora, representou uma proporção elevada do total de dispositivos empregues, o que pode ser atribuído à familiaridade dos alunos na sua utilização. No subtipo temporal, que teve a frequência mais baixa em ambos os corpora e incluiu 34 itens, 14 itens de conjunção foram listados no corpus não iraniano e 12 itens de conjunção no corpus iraniano. *First* e *then* estavam no topo da lista descendente de frequência em ambos os corpora. Isto pode reflectir a consciência dos aprendentes sobre como começar e introduzir outras ideias. Como já foi referido, o subtipo adversativo foi o segundo grupo de conjunções mais frequente no corpus não iraniano e o terceiro no iraniano. Depois de analisar o subtipo adversativo (incluindo 31 itens) no corpus não iraniano, foram listados 11 itens de conjunções adversativas. Efectuando a mesma análise para o corpus iraniano, foi extraída uma lista de 12 itens de conjunção adversativa. No corpus não iraniano, *but* foi o mais frequente, mas no corpus iraniano foi o segundo, e o item mais frequente foi *however*. *Só* no corpus não iraniano é que o item mais frequente foi o segundo e no corpus iraniano foi o terceiro.

No subtipo casual (o segundo no corpus iraniano e o terceiro no não iraniano), foi extraída uma lista de 7 itens para ambos os corpora. *Portanto* era o primeiro item em iraniano, mas o segundo em não-iraniano. Em não-iraniano, *because* era o primeiro item.

A terceira questão investigava a existência de alguma diferença significativa na utilização destes dois conjuntos de conjunções coesivas nos dois conjuntos de artigos (artigos médicos escritos por autores nativos e artigos médicos escritos por autores não nativos). Para cada subtipo de aditivos, foi efectuado um teste t e em todos os quatro testes t, como foi explicado em pormenor, o Sig foi superior a 0,05, pelo que foi aprovada a hipótese de haver variâncias iguais. Isto significa que o resultado deste teste não foi significativo e que a hipótese nula de não haver diferenças não foi rejeitada. Assim, os resultados indicaram que não há diferença significativa na utilização de quatro subtipos de dispositivos coesivos em dois corpora.

5. 4. Limitações do estudo

O estudo apresentado nesta tese deparou-se com duas limitações que devem ser mencionadas. Este estudo não investigou o mau funcionamento ou o bom funcionamento das conjunções; por isso, recomenda-se a sua investigação a outros investigadores que trabalhem nesta área. Deve-se ter em mente que outros fatores que influenciam a coesão de um texto, como o mau funcionamento ou o bom funcionamento das conjunções, e também outros dispositivos gramaticais e dispositivos coesivos lexicais, não foram investigados como parte desta pesquisa; e, como foi mencionado no capítulo 2, recentemente Masoud Zoghi (2013) comparou a frequência do uso de laços lexicais em artigos de Ciências Médicas em inglês (EMSs) escritos por escritores iranianos e nativos. Uma limitação óbvia desse estudo foi o tamanho do corpus (apenas 20 artigos). O presente estudo centrou-se no uso de conjunções coesivas em artigos médicos escritos por autores nativos e não nativos num corpus de 800 artigos. Os investigadores podem duplicar o presente estudo, centrando-se noutros dispositivos gramaticais e lexicais de coesão.

Neste estudo, apenas as conjunções foram seleccionadas e estudadas. Recomenda-se a outros investigadores que analisem outros dispositivos coesivos gramaticais para obterem resultados mais compreensíveis. Tal como algumas investigações anteriores investigaram, um discurso coeso não pode ser conduzido utilizando apenas dispositivos coesivos gramaticais, porque é evidente que a utilização da coesão lexical tem um papel importante numa escrita eficaz. Este aspeto foi negligenciado neste estudo e pode ser um bom tópico para investigação futura.

5. 5. Implicações

Os resultados deste estudo fornecem informações valiosas sobre a importância da coesão textual conseguida através das conjunções coesivas na escrita académica. Muitos alunos de ESL e EFL não conseguem utilizar os dispositivos gramaticais de coesão (neste caso, as conjunções coesivas) na sua produção escrita de forma académica e adequada, de modo a criar um texto coerente e coeso. Ao esclarecer a importância das conjunções como dispositivos coesivos, este estudo sensibilizou para o ensino das conjunções coesivas, que poderia eventualmente ser aplicado aos cursos de Inglês para Fins Académicos. Com base na análise do corpus das conjunções coesivas utilizadas em diferentes frequências, poderá ser concebido um ensino sistemático destes dispositivos coesivos.

5. 6. Sugestões para investigação futura

Para obter uma visão mais profunda da utilização dos dispositivos coesivos, poderia ser útil efetuar a mesma análise para outros dispositivos coesivos gramaticais e também para os lexicais. Além disso, poderia ser muito útil efetuar uma análise textual mais profunda para investigar o mau ou o bom funcionamento das conjunções; por isso, recomenda-se a sua investigação a outros investigadores que trabalhem nesta área.**Referências**

-Abdelreheim, H. M. H. (2014). A *corpus-based discourse analysis of grammatical cohesive devices used in expository essays written by Emirati EFL learners at Al Ghazali school,* Abu Dhabi

-Ahangar, A. A., Taki, G., Rahimi, M. (2012). *O uso de conjunções   comocoesivas em programas de rádio e televisão iranianos sobre desporto em direto. SKASE Journal of Theoretical Linguistics,* 9 (2), 56-72

-Akindele, J. (2011). *Dispositivos de coesão em trabalhos académicos de ESL seleccionados. African Nebula,* 3, 99-112.

-Aktas, R. N. (2005). *Funções dos "shell nouns" como dispositivos coesivos na escrita académica: um estudo comparativo baseado em corpus.*

-Al-Khairy, M. A. (2013). *Saudi English-major undergraduates' academic writing Problems: A Taif university perspective. English LanguageTeaching   ,* 6(6), 1.

-Al-Pachachi, A. O., & Naser, A. A. (2016). *O uso de dispositivos coesivos em textos dramáticos em inglês para adultos e crianças.* Angloamericanae Journal,   1(1).

-Asl, H. D., & Shendi, J. M. (2013, maio). *A comparative analysis of cohesive   conjunções usadas na previsão do tempo por repórteres*

nativ

os *e não nativos.*

3ª Conferência Internacional sobre Ensino de Línguas Estrangeiras e Aplicadas Linguística. Editora IBU.

-Azzouz, B. (2009). *Uma análise discursiva da coesão gramatical na   escrita de um aluno   :*

Um estudo de caso dos alunos do segundo ano, mentouri universityconstantine. Disponível através de:

Mentouri University- onstantine Library website<http://bu. umc. edu. dz/theses/anglais/ AZZ1086.   pdf>[Acedido em: 10 outubro, 2011].

-Baker, M. (2011). *In other words: A coursebook on translation. Routledge.*

-Bazerman, C. (1985). *Os físicos que lêem a física com objectivos carregados de esquemas   e com objectivos carregados de*

esquema. Comunicação escrita, *2*(1), 3-23.

-Bazerman, C. (1988). *Moldando o conhecimento escrito: The genre and activity of the experimental article in science* (Vol. 356). Madison: University of Wisconsin Press.

-Bikeliene, L. (2008). *Resultive connectors in advanced Lithuanian learners' English writing.* Kalbotyra 59(3), 30-37.

-Bikeliene, L. 2012. *Connector usage in native and non-native learners'   English writing.* Análise contrastiva. Doutoramento, Ciências Humanas, Filologia (04H), 229 p.

-Bolton, K., Nelson, G., & Hung, J. (2003). *A corpus-based study of connectors instudent writing. International Journal of Corpus Linguistic,* 7, 165-182.

-Brown, G., & Yule, G. (1983). *Análise do discurso*. Cambridge: CambridgeUniversity Press.

-Cargill, M., & O'Connor, P. (2009). *Escrever artigos de investigação científica: Strategy and steps*.

-Carrell, P. L. (1982). *Cohesion is not coherence. TESOL Quarterly*, 16(4), 479-88.

-Centonze, L. (2013). *Conjunções no discurso académico do ELF: uma análise baseada em corpus. Lingue Linguaggi*, 10, 7-18.

-Chen, M. & Ye, Q. (2014). *Um estudo baseado em corpus sobre resumos originais em inglês e resumos traduzidos em inglês: um estudo de caso da voz passiva e dos   pronomes.* Internacional Journal of English Linguistics, 4(6), 52-69.

-Connor, U. (1984). *A study of cohesion and coherence in English as a second language students' writing. Paper in Linguistics,* 17(3), 301-316.

-Corpus-based analysis and its implications. English for Specific Purposes, 28, 199-210 -Cox, Beverly E., Timothy Shanahan, and Elizabeth Sulzby. *"Good and poor Elementary readers' use of cohesion in writing." Reading Research Quarterly* (1990): 47-65.

-Crewe, W. J. (1990). *The illogic of logical connectives (A ilógica dos conectivos lógicos). ELT Journal,* 44(4),   316-25.

-Dahl, T. (2004). *O metadiscurso textual em artigos de investigação: um marcador da cultura nacional ou da disciplina académica?* Journal of pragmatics, 36(10), 1807-1825.

-Dooley, R. A., & Levinsohn, S. H. (2000). *Analyzing discourse: a manual of basic concepts.* SIL International e University of North Dakota.

-Duszak, A. (1994). *Discurso académico e estilos intelectuais.* Journal of pragmatics, 21(3), 291-313.

-Fadjrin, N. L. M. (2011). *Uma análise da coesão gramatical e lexical* no jornal VoANEWS. COM.

-Fakeuade, Gbenga e Emmanuel C. Sharndama. 2012. *A Comparative Analysis of Variations in Cohesive Devices in Professional and Popularized Legal Text.* British Journal of Arts and Social Sciences, 4(2),300-318.

-Fallah, S., & Rahimpour, S. (2016). *Dispositivos coesivos na tradução: A comparison between the readability levels of English scientific texts translated intoPersian*   .
Revista Internacional de Ciências Humanas e Estudos Culturais (IJHCS) ISSN 2356-5926, 1299-1315.

-Field, Y., & Yip, L. M. O. (1992). A *comparison of internal conjunctive cohesion in the English essay writing of Cantonese speakers and nativespeakers   of English.* RELC.

-Gholami, J., & Ilghami, R. (2012). *Cohesive devices in Iranian research papersacross social sciences and medical sciences: the case of conjunctives in papers on biomedicine and applied linguistics.* The Iranian EFL Journal, 8(4), 292-309.

-Giannossa, L. (2012). *A Corpus-based Investigation of Lexical Cohesion inEN   and IT Non-translated Texts and in IT Translated Texts* (Dissertação de doutoramento, Kent State University).

-Gutwinski, W. (1976). *Cohesion in literary texts.* Haia: Mouton.

-Halliday, M. A. K., & Hasan, R. (1976). *Cohesion in English.* Londres: Longman.

-Halliday, M. A. K., & Hasan, R. (1985). *Language, context, and text: Aspectsof A linguagem numa perspetiva sócio-semiótica.* Oxford University Press: Oxford.

-Halliday, M. A. K., Matthiessen, C. M., & Yang, X. (1999). *Construindo a experiência através do significado: A language-based approach to cognition*. London: Cassell.

-Han, J. (2013). *Explorando o uso de dispositivos coesivos entre os alunos do   segundo ano Aprendizes do quarto ano de chinês* (Tese de doutorado, Universidade Estadual do Arizona).

-Hasan, F.R., & Muhamad Sabir, A. (2010). *Relações entre frases na escrita de estudantes de EFL a nível universitário*. Jornal de Zankoy Sulaimani. PartB   , 29, 211-228.

-Hessamy, G., & Hamedi, S. (2013). *A comparison of the use of cohesive devices in EFL Learners' performance on independent vs.* integrated writing tasks. Estudos sobre o ensino da língua inglesa, 1(1), 121.

-Hoey, M. (1991). *Patterns of lexis in text*. Oxford: Oxford University Press.

-Hyland, K. (1998). *Persuasão e contexto: The pragmatics of academic metadiscourse*. Journal of pragmatics, 30(4), 437-455.

-Hyland, K. (1999). Atribuição académica: *Citation and the construction of disciplinary knowledge*. Applied linguistics, 20(3), 341-367.

-Hyland, K. (2001). *Bringing in the reader addressee features in academic articles. Comunicação escrita,* 18(4), 549-574.

-Hyland, K. (2002). *O que é que eles querem dizer? Perguntas na escrita académica.* Text- he Hague Then Amsterdam Then Berlin-, 22(4), 529-558.

-Hyland, K., & Tse, P. (2004). *Metadiscurso na escrita académica: Areappraisal.* Linguística Aplicada, 25(2), 156-177.

-Hyland, Ken. *Inglês para fins académicos*: Um livro de recursos avançados. Routledge, 2006.

-Jago, C. (2002). *Escrita coesa: Porque é que o conceito não é suficiente.* Portsmouth, NH: Heinemann Journal, 23(1), 15-28.

-Kaplan, R. B. (1966). *Cultural thought patterns in inter-cultural education.* Language learning, 16(1-2), 1-20.

-Ketabi, S., & Jamalvand, A. A. (2012). *Um estudo baseado em corpus de dispositivos de conjunção em textos de direito internacional inglês e sua tradução para o farsi.* Revista Internacional de Linguística, 4(4), 362-371

-Kunz, K., & Lapshinova-Koltunski, E. (2014). *Conjunções coesivas em inglês e alemão: contrastes sistémicos e diferenças textuais.* Em Avanços recentes em linguística de corpus (pp. 229-262).

Larson-Hall, J. (2015). Um guia para fazer estatísticas na pesquisa de segunda língua usando SPSS e R. Routledge.

-Livnat, Z. (2012). *Diálogo, ciência e escrita académica* (Vol. 13). John Benjamins Publishing.

-Marandi, S.. *Uma retórica EAP contrastiva: O meta-discurso em persa vs.*

-Martinez, I. A. (2001). *A impessoalidade no artigo de pesquisa revelada pela análise da estrutura de transitividade.* English for Specific Purposes,   20(3), 227- 247.

-Mauranen, A. (1993). *Diferenças culturais no discurso académico - problemas de   um minoria linguística e cultural.* Afinla-import, 23(51), 157-174.

-McClure, E., & Geva, E. (1983). *O desenvolvimento do uso coesivo de conjunções adversativas no discurso. Discourse processes,* 6(4), 411432   .

-Meisuo, Z. (2000). *Cohesive features in the expository writing of undergraduates in two Chinese Universities.* Revista RELC, 31(1), 61 95.

-Milton, J. (1999). *Lexical tickets and electronic gateways: making text accessible by novice writers.*

Em C.N. Candin & K. Hyland (Ed.), Writing: text, processes and practices (pp.221-243). London: Longman.

-Mohammed, A. S. (2015). *Conjunções como dispositivos coesivos nos escritos de alunos de inglês como segunda língua.* Procedia-Social and Behavioral Sciences, 208, 74-81.

-Mosenthal, J. H., & Tierney, R. J. (1984). *Cohesion: problems with talking about text.* Reading Research Quarterly, 19, 240-244.

-Omidvar, R., & Sukumar, B. (2013). *Os efeitos da educação global na sala de aula de conversação em língua inglesa.* Ensino da Língua Inglesa, 6(7), 151.

-Palmer, J. C. (1999).). *Coerência e coesão na sala de aula de língua inglesa:* O uso da reiteração lexical e da pronominalização. *RELCJournal* , *30*(2), 61-85.

-Park, S. K. (2013). *Uso de dispositivos coesivos por alunos coreanos de EFL em ensaios narrativos e argumentativos.* Studies in English Education, 18(2), 51-81.

-Prasetia, A. E. (2002). *Dispositivos coesivos gramaticais e lexicais utilizados em anúncios publicitários retirados de jornais indonésios* (Doctoral dissertation, Petra Christian University).

-Purnomo, D. (2013). *Uma análise de dispositivos coesivos no*

LinguisticsJournala nd

Revista TEFLIN (Dissertação de doutoramento, Universitas Muria Kudus).

-Rahman, Z. A. A. A. (2013). *O uso de dispositivos coesivos na escrita descritiva Estudantes-professores de Omã.* SAGE Open, 3(4) ,2158244013506715.

-Reid, J. (1992). *Uma análise de texto por computador de quatro dispositivos de coesão no discurso inglês by native and nonnative writers,* Journal of Second Language Writing ,1 (2), 79-107.

-Rongen Breivega, K., Dahl, T., & Flottum, K. (2002). *Traços do eu e dos outros em artigos de investigação. Um estudo piloto comparativo de artigos de investigação ingleses, franceses e noruegueses em medicina,* economia e linguística   .
linguística aplicada, 12(2), 218-239.

-Rostami, G., Gholami, H., & Piri, S. (2016). *A contrastive study of cohesive devices used in pre-university and Headway textbooks.* Journal of Applied Linguistics and Language Research, 3(2), 136-147.

-Stotsky, S. (1983). *A coesão lexical na escrita expositiva: Implicações para o desenvolvimento do vocabulário do discurso académico.* College Composition and Comunicação, 34(4), 430-446.

-Swales, J. (1990). *Análise de géneros: English in academic and research settings.* Cambridge University Press.

-Swales, J. (2004). *Avaliação no discurso académico: First forays. Discurso académico: novos olhares sobre a avaliação.* Berna: Peter Lang, 31-53.

-Tangkiengsirisin, S. (2010). *Promover a coesão na escrita expositiva em EFL:* um estudo *dos estudantes licenciados na Tailândia.* International Journal of Artsand Sciences, 3(16), 1-34. - Tangkiengsirisin, S. (2013). *Cohesion and Coherence In Text,* 31(3).

-Taufan, G. T. (2016). *O uso de dispositivos coesivos em conteúdos de blogues em inglês escritos por autores de blogues indonésios e estudantes do departamento de inglês.* Programa DISERTASI dan

TESIS Pascasarjana UM.

-Tsareva, A. (2010). *Coesão gramatical em ensaios argumentativos de aprendentes noruegueses e russos.*

-Trebits, A. (2009). *Conjunctive cohesion in English language EU documents* A Vahid Dastjerdi, H., & Hayati Samian, S. (2011). *Qualidade da EFL iraniana*
ensaios argumentativos dos alunos: Os dispositivos de coesão em foco.* Revista Mediterrânica de Ciências Sociais, 2(2),   65-76.

-Vahiddastjerdi, H., & Taghizadeh, S. (2006). *Aplicação de dispositivos coesivos na tradução: Persian texts and their English translations in contrast.* Estudos de Tradução, 3(12), 57-68.

-Venkanna, K. *Os alunos de inglês como segunda língua usam conjunções como "dispositivos de coesão" na escrita? Um estudo.*

-Wardhana, H. D. (2011). *Uma análise dos dispositivos coesivos gramaticais e lexicais no guião de rádio "special English" da VOA* (Dissertação de doutoramento, Universidade de Jember).

-Wikborg, E. (1990). *Tipos de quebras de coerência na escrita de estudantes suecos: Misleading paragraph division.* Em U. Connor & A. Johns (Ed.), *Coherence in writing: Research and pedagogical perspectives,* TESOL, Alexandria, Virgínia, 131149.

-Witt, S., &Faigley, L. (1981). *Coherence, Cohesion and writing quality (Coerência, coesão e qualidade da escrita).* College Composition & Communication. Vol. 32/2, 189-204.

-Wu, S. R. (2006). *Connectives and topic-fronting devices in academic writing:*
Escritores estudantes taiwaneses de EFL vs. escritores internacionais.* 2006International Conference and Workshop on TEFL and Applied Linguistics, 417-425.

-Zhu, W. (2001). *A escrita argumentativa em inglês: Difficulties,processes, and strategies.* TESL Canada Journal, 19(1), 34-50.

-Zoghi, M., & Reshadi, E. (2013). *Um estudo dos laços lexicais utilizados em artigos   artigos de ciência médica*
escritos por autores iranianos e ingleses. Revista Internacional de Língua Inglesa

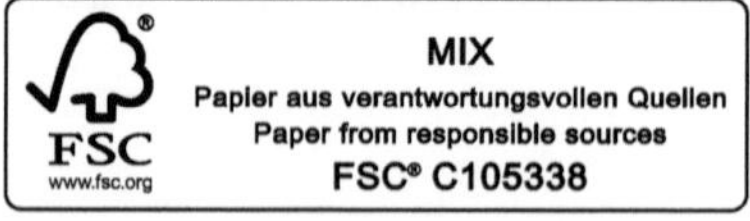

Printed by Books on Demand GmbH, Norderstedt / Germany